全国中等医药卫生职业教育“十二五”规划教材

五官科护理

（供护理专业用）

主　编　陈　燕（贵州省人民医院）
副主编　（以姓氏笔画为序）
　　　　刘　钢（甘南藏族自治州卫生学校）
　　　　刘永瑞（郑州人民医院）
　　　　张竹伟（濮阳市卫生学校）
　　　　梁　莉（南阳医学高等专科学校）
编　委　（以姓氏笔画为序）
　　　　王海峰（四川中医药高等专科学校附属第二医院）
　　　　史　鑫（杭州师范大学）
　　　　刘雪婷（贵州省人民医院护士学校）
　　　　杨亚敏（山东省青岛卫生学校）
　　　　张　弛（佛山市第一人民医院）
　　　　赵　焕（贵州省人民医院）
　　　　贾兆国（无锡卫生高等职业技术学校）
　　　　彭菊香（贵阳市口腔医院）

中国中医药出版社
·北　京·

图书在版编目（CIP）数据

五官科护理/陈燕主编．—北京：中国中医药出版社，2013.9（2017.8 重印）
全国中等医药卫生职业教育“十二五”规划教材
ISBN 978－7－5132－1505－3

Ⅰ.①五… Ⅱ.①陈 Ⅲ.①五官科学－护理学－中等专业学校－教材
Ⅳ.①R473.76

中国版本图书馆 CIP 数据核字（2013）第 131155 号

中国中医药出版社出版
北京市朝阳区北三环东路 28 号易亨大厦 16 层
邮政编码 100013
传真 010 64405750
三河市同力彩印有限公司印刷
各地新华书店经销
*
开本 787×1092 1/16 印张 13 字数 290 千字
2013 年 9 月第 1 版 2017 年 8 月第 4 次印刷
书 号 ISBN 978－7－5132－1505－3
*
定价 29.00 元
网址 www.cptcm.com

如有印装质量问题请与本社出版部调换

社长热线 010 64405720
购书热线 010 64065415 010 64065413
书店网址 csln.net/qksd/
官方微博 http：//e.weibo.com/cptcm

全国中等医药卫生职业教育“十二五”规划教材

专家指导委员会

前　言

“全国中等医药卫生职业教育‘十二五’规划教材”由中国职业技术教育学会教材工作委员会中等医药卫生职业教育教材建设研究会组织，全国120余所高等和中等医药卫生院校及相关医院、医药企业联合编写，中国中医药出版社出版。主要供全国中等医药卫生职业学校护理、助产、药剂、医学检验技术、口腔修复工艺专业使用。

《国家中长期教育改革和发展规划纲要（2010－2020年）》中明确提出，要大力发展职业教育，并将职业教育纳入经济社会发展和产业发展规划，使之成为推动经济发展、促进就业、改善民生、解决“三农”问题的重要途径。中等职业教育旨在满足社会对高素质劳动者和技能型人才的需求，其教材是教学的依据，在人才培养上具有举足轻重的作用。为了更好地适应我国医药卫生体制改革，适应中等医药卫生职业教育的教学发展和需求，体现国家对中等职业教育的最新教学要求，突出中等医药卫生职业教育的特色，中国职业技术教育学会教材工作委员会中等医药卫生职业教育教材建设研究会精心组织并完成了系列教材的建设工作。

本系列教材采用了“政府指导、学会主办、院校联办、出版社协办”的建设机制。2011年，在教育部宏观指导下，成立了中国职业技术教育学会教材工作委员会中等医药卫生职业教育教材建设研究会，将办公室设在中国中医药出版社，于同年即开展了系列规划教材的规划、组织工作。通过广泛调研、全国范围内主编遴选，历时近2年的时间，经过主编会议、全体编委会议、定稿会议，在700多位编者的共同努力下，完成了5个专业61本规划教材的编写工作。

本系列教材具有以下特点：

1. 以学生为中心，强调以就业为导向、以能力为本位、以岗位需求为标准的原则，按照技能型、服务型高素质劳动者的培养目标进行编写，体现“工学结合”的人才培养模式。

2. 教材内容充分体现中等医药卫生职业教育的特色，以教育部新的教学指导意见为纲领，注重针对性、适用性以及实用性，贴近学生、贴近岗位、贴近社会，符合中职教学实际。

3. 强化质量意识、精品意识，从教材内容结构、知识点、规范化、标准化、编写技巧、语言文字等方面加以改革，具备“精品教材”特质。

4. 教材内容与教学大纲一致，教材内容涵盖资格考试全部内容及所有考试要求的知识点，注重满足学生获得“双证书”及相关工作岗位需求，以利于学生就业，突出中等医药卫生职业教育的要求。

5. 创新教材呈现形式，图文并茂，版式设计新颖、活泼，符合中职学生认知规律及特点，以利于增强学习兴趣。

6. 配有相应的教学大纲，指导教与学，相关内容可在中国中医药出版社网站

(www.cptcm.com) 上进行下载。本系列教材在编写过程中得到了教育部、中国职业技术教育学会教材工作委员会有关领导以及各院校的大力支持和高度关注，我们衷心希望本系列规划教材能在相关课程的教学中发挥积极的作用，通过教学实践的检验不断改进和完善。敬请各教学单位、教学人员以及广大学生多提宝贵意见，以便再版时予以修正，使教材质量不断提升。

中等医药卫生职业教育教材建设研究会
中国中医药出版社
2013 年 7 月

编写说明

五官科护理是从护理角度观察眼、耳、鼻、咽喉、口腔等器官的健康和疾病状况，进行护理评估，作出护理诊断，制订护理计划，探讨用护理学的技术方法，协同医生做好各种治疗护理工作，促使疾病状况向健康状况转化，是护理专业的一门重要课程。

《五官科护理》是全国中等医药卫生职业教育"十二五"规划教材之一。本教材编写以服务人才培养为宗旨，强调以就业为导向、以能力为本位、以岗位需求为标准，坚持以学生为中心、专业课程内容与职业标准对接的原则，加强学生临床实践技能的培养，供全国中等职业院校三年制护理专业学生使用。通过本课程的学习，使学生树立五官科护理的整体概念，理解五官科护理的科学内涵，能独立应用五官科护理程序，参与实施五官科护理，为五官科患者提供健康的护理服务。

本教材的特点是：注重对学生临床实践技能的培养，包括与患者沟通的技能、健康指导技能、医院感染的预防与控制技能、诊疗技能，以及专科护理操作技能等，使护理教学更贴近临床。同时，增加了新的护理理念和操作技能，如"四手操作"、"口腔器械清洗消毒"等。本教材配有教学光碟，图文并茂，使教学更为生动、直观，便于理解。

编写分工：刘永瑞编写第一、第二章，王海峰编写第三章第1~4节，张弛编写第三章第5~9节，贾兆国编写第四章，史鑫编写第五章、第六章第1节，张竹伟编写第六章第2~3节，杨亚敏编写第六章第4~5节，刘钢编写第七章，刘雪婷编写第八章，赵焕编写第九章第1~3节，彭菊香编写第九章第4~6节。第一、二、三章由梁莉审稿，第四、五、六章由张竹伟审稿，第七、八、九章由刘钢审稿。全书最后由陈燕统稿。

本教材在编写过程中，各编委付出了辛勤的劳动，各同行专家提供了许多图片资料，同时得到各参编单位领导的鼎力协助和支持，在此表示最诚挚的感谢。

由于编写经验不足、水平有限，难免存在不妥之处，望广大师生及同行提出宝贵意见，以便再版时修订提高。

《五官科护理》编委会

2013年6月

目　录

第七章　口腔颌面部的应用解剖及生理

第八章　口腔颌面部护理概述

第九章　口腔科常见疾病患者的护理

实践指导

第一章　眼的应用解剖生理

知识要点

1. 掌握眼球的组织结构及其功能、眼附属器的组成及其作用。
2. 熟悉视路的组成。

眼是视觉器官，包括眼球、视路和眼附属器三部分。眼球接受外界信息形成神经冲动，由视路向视皮质传递而完成视觉功能。眼附属器对眼球起到保护、运动等辅助作用。

第一节　眼球的解剖与生理

眼球近似球形，正常成人的眼球前后径为24mm、垂直径为23mm、水平直径（横径）为23.5mm。眼球位于眼眶前部，借眶筋膜、韧带与眶壁联系，周围有眶脂肪包裹，前面有眼睑保护。眼球由眼球壁和眼球内容物两部分组成。

一、眼球壁

眼球壁分三层：外层为纤维膜，中层为葡萄膜，内层为视网膜，见图1-1。

（一）外层（纤维膜）

外层称纤维膜，由坚韧致密的纤维组织构成，前1/6为透明的角膜，后5/6为瓷白色的巩膜，二者移行处为角巩膜缘。主要功能为保护眼内组织和维持眼球形状。

1. 角膜　位于眼球前极的中央。横径为11.5~12mm，竖径为10.5~11mm。成人角膜的中央厚度为0.5~0.64mm，周边约增加50%。

角膜的组织结构由前向后分为五层，即上皮细胞层、前弹力层、基质层、后弹力层和内皮细胞层（图1-2）。其中，基质层为角膜的主体部分，占角膜厚度的90%。角膜的透明性与角膜内皮细胞层和角膜上皮细胞层的完整关系密切。成年后的角膜内皮细胞不再有增殖能力。

角膜表面有一层泪膜，称角膜前泪膜。具有润滑角膜、防止角膜干燥、供给角膜氧气等作用。泪膜分为三层：表面为脂质层，中间为水液层，底部为黏蛋白层。

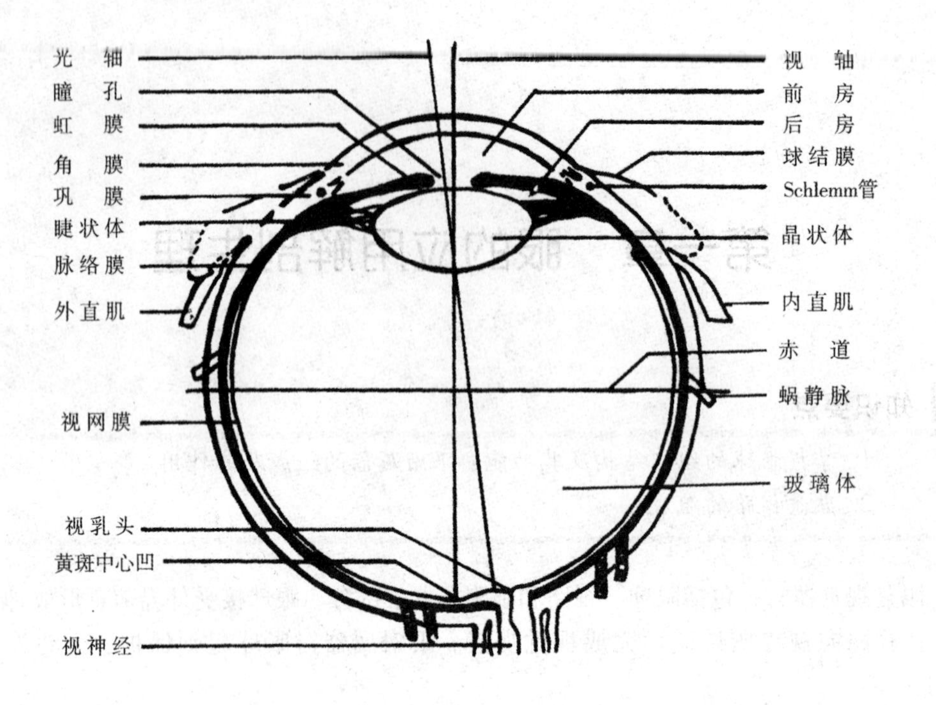

图1－1 眼球水平切面示意图

角膜富含三叉神经末梢，故敏感度极高。角膜透明、无血管，其营养代谢主要来自房水、泪膜和角膜缘血管网。角膜是眼球最重要的屈光介质，屈光指数1.38，总屈光力为43D，占全眼屈光力的70%。

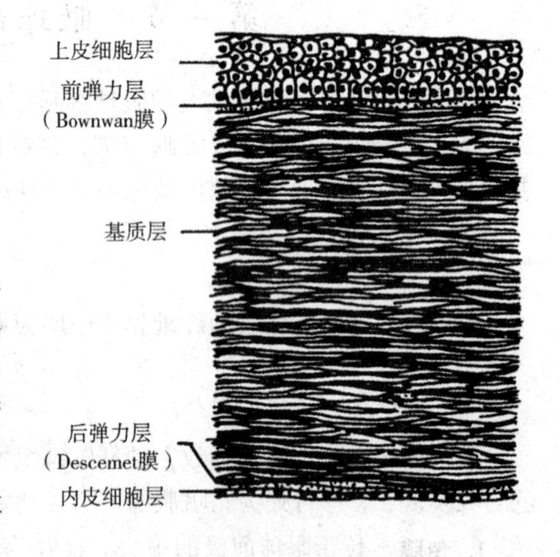

图1－2 角膜横切面示意图

2. 巩膜 巩膜构成纤维层的后5/6，由致密的相互交错的胶原纤维组成，呈乳白色，质地坚韧。巩膜前接角膜，巩膜厚度差异较大，视神经周围最厚，约1mm，各直肌附着处较薄，约为0.3mm，巩膜筛板最薄。因此，巩膜筛板处的抵抗力弱，易受眼内压的影响，若眼压升高压迫视盘会出现生理凹陷加深、扩大的病理改变。

巩膜表面组织富有血管、神经，炎症时疼痛较明显；深层组织血管、神经少，代谢缓慢，病变时反应不剧烈，病程多较长。

3. 角巩膜缘 角膜、巩膜和结膜三者在此处结合，是内眼手术常用的切口部位或重要标志。

角巩膜缘血管网可供给角膜营养。

（二）中层（葡萄膜）

葡萄膜具有丰富的血管及色素，故又称血管膜或色素膜。

由于其有丰富的血管和色素，所以具有供给眼球营养、遮光和暗室的作用。葡萄膜从前至后分为三部分：虹膜、睫状体、脉络膜，其组织相互衔接。

1. 虹膜　是葡萄膜的最前部，位于角膜后、晶状体前的圆盘状薄膜。其将眼球前部腔隙隔成前房和后房两部分。

虹膜中央有一个直径为2.5～4mm的圆孔，称瞳孔。瞳孔的大小与年龄、屈光及精神状态等因素有关。虹膜内有呈环行排列在瞳孔周围的瞳孔括约肌，受副交感神经支配，兴奋时具有缩小瞳孔的作用；虹膜周边呈放射状排列的瞳孔开大肌，受交感神经支配，兴奋时具有散大瞳孔的作用。通过瞳孔括约肌和瞳孔开大肌的交替及相互制约作用，瞳孔可缩小、散大，以调节进入眼内的光线。

虹膜具有丰富的血管和密布的三叉神经纤维网，感觉特别敏锐。在炎症时，虹膜肿胀，纹理消失，并有剧烈的眼痛及大量的渗出，甚至出血。

2. 睫状体　睫状体是葡萄膜的中间部分，与房水的产生及引流关系密切。

睫状体位于虹膜根部与脉络膜之间，其矢状面略呈三角形，主要由睫状肌和睫状上皮细胞组成，与晶状体赤道部由纤细的晶状体悬韧带联系。睫状肌的舒缩使晶状体起调节作用和房水外流作用，即睫状肌之环行肌纤维收缩时，晶状体悬韧带松弛，晶状体借助本身的弹性变凸，屈光力增加，以达到视近的目的，这一作用称为调节。睫状肌的纵行肌纤维收缩时，使小梁网眼打开，有助于房水的引流（图1－3、图1－4）。

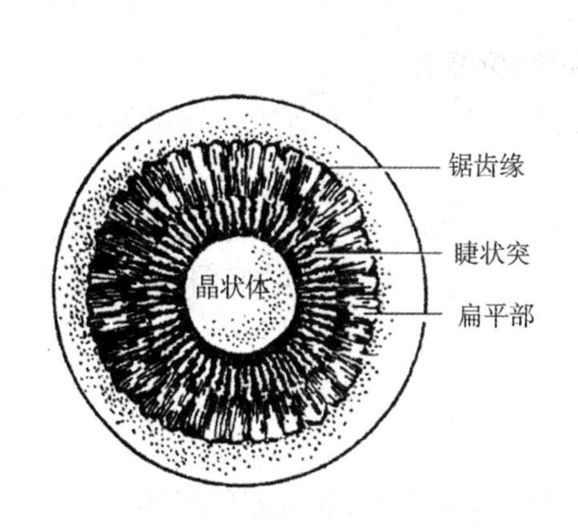

图1－3　睫状体后面观示意图

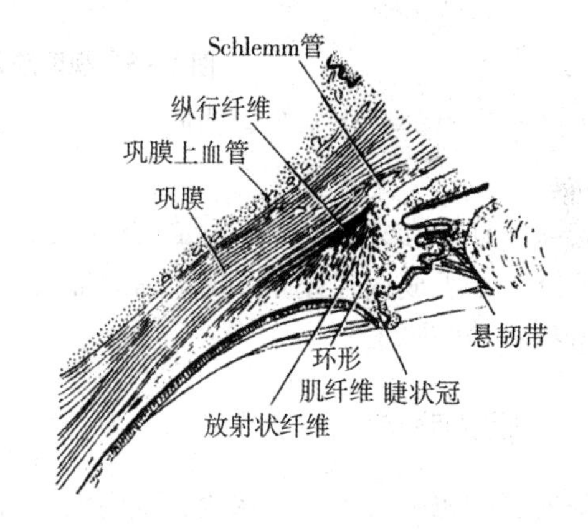

图1－4　睫状体矢状面示意图

睫状体有来自睫状长、短神经的感觉神经，并在睫状肌中形成神经丛，睫状体又富含血管，故炎症时眼痛、渗出明显。

3. 脉络膜　为葡萄膜的最后部，介于视网膜和巩膜之间，前接睫状体平坦部的锯齿缘，向后止于视神经乳头周围。

脉络膜的血供丰富，主要来自睫状后短动脉，供给视网膜外层和玻璃体的营养。

脉络膜含有大量的色素细胞，起到眼球遮光的作用，使眼球成暗箱，确保成像清晰。脉络膜不含感觉神经纤维，炎症时无疼痛感。

（三）内层（视网膜）

视网膜为透明膜，在眼球壁最内层，无弹性。其位于脉络膜与玻璃体之间，前至锯齿缘，后至视盘周围。

视网膜由外向内分为10层（图1-5）：色素上皮层；视锥、视杆细胞层；外界膜；外核层；外丛状层；内核层；内从状层；神经节细胞层；神经纤维层；内界膜。

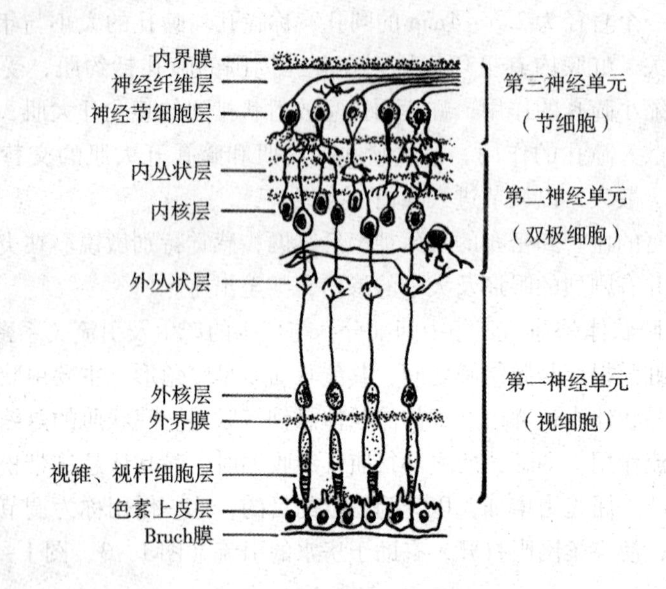

图1-5 视网膜组织学示意图

视网膜后极部有一无血管凹陷区，称中心凹，临床上称为黄斑，是视觉最敏锐的地方。

视盘又称视乳头，是境界清楚的橙红色略呈竖椭圆形的盘状结构，是视网膜上视觉神经纤维汇集组成视神经并穿出眼球的部位。视盘上有视网膜中央动脉和静脉通过，并分支走行在视网膜上。

二、眼内容物

眼内容物包括房水、晶状体、玻璃体，它们连同角膜一并构成眼的屈光介质。

（一）房水

由睫状突的上皮细胞产生，其主要成分为水，占98.75%。房水循环途径：产生的房水首先进入后房，经过瞳孔到前房，再从前房角的小梁网进入Schlemm管，通过集合管和房水静脉，汇入巩膜表层睫状前静脉，回到血液循环（图1-6）。此外，有少部分房水由虹膜表面吸收和从脉络膜上腔排出。主要功能是：为角膜、晶状体和玻璃体提供营养，维持眼内压，支持眼球壁，使眼球保持它的光学形状。

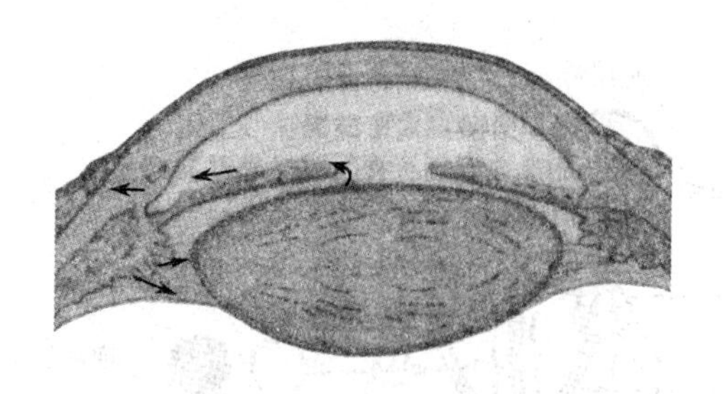

图1－6　房水循环示意图

（二）晶状体

晶状体形如双凸透镜，位于虹膜和瞳孔的后面，玻璃体的前面。成人晶状体的直径约为10mm，厚度为4～5mm。晶状体分为晶状体囊膜、晶状体皮质、晶状体核。

晶状体的屈光度约为19D的凸透镜，可滤去部分紫外线，对视网膜有一定的保护作用。通过睫状肌的舒缩，使晶状体悬韧带或松或紧，晶状体随之变凸或扁平，以完成眼的调节功能。

晶状体无血管，营养来自房水。若晶状体受损或房水代谢发生变化，可出现混浊，临床称之为白内障。

（三）玻璃体

玻璃体是一种透明的凝胶体，位于晶状体和视网膜之间，填充在玻璃体腔内，约占眼球容积的4/5。其中，99%的成分为水。玻璃体前面有一碟形凹陷，称玻璃体凹，以容纳晶状体。

玻璃体对视网膜和眼球壁还起着支撑作用，玻璃体无血管，营养来自脉络膜和房水。

第二节　视　　路

视路是指视网膜神经纤维层直到大脑枕叶皮质纹状区的视觉中枢为止的全部视觉神经冲动传导通路，由视网膜、视神经、视交叉、视束、外侧膝状体和视皮质组成（图1－7）。

一、视神经

视神经是指视乳头至视交叉的一段视觉通路。总长度为42～50mm，分为球内段（1mm）、眶内段（25mm）、管内段（5mm）及颅内段（10mm）四部分。

二、视交叉

视交叉位于两侧视神经的交汇处，颅内蝶鞍上方，为长方体，横径约为13.28mm，

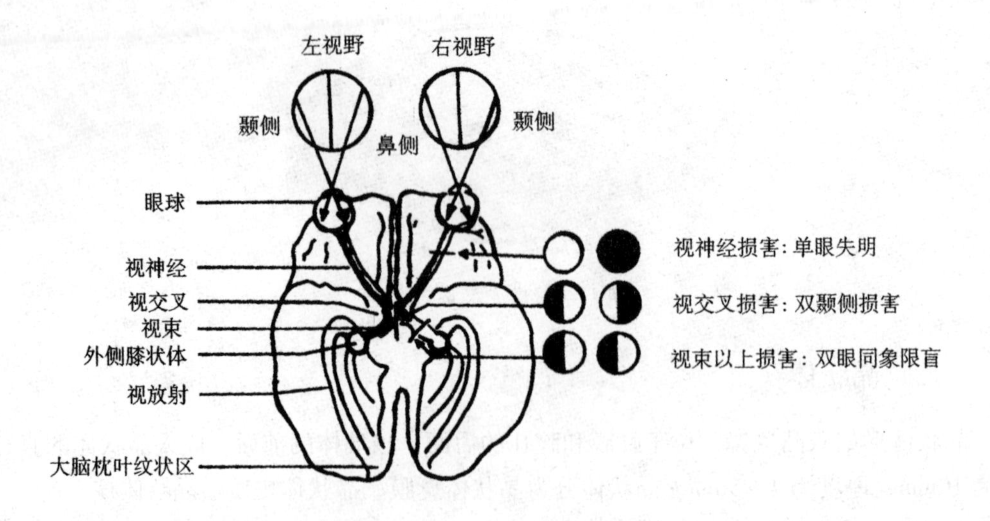

图1－7　视路及其损害示意图

前后径约为8mm，厚度为3～5mm。两眼视神经纤维在该处进行部分交叉，即来自视网膜鼻侧的纤维在此处交叉到对侧，来自两眼视网膜颞侧的纤维在此处不交叉。若受邻近组织炎症影响或肿块压迫时，可见两眼颞侧偏盲。

三、视束

视束为视神经纤维经视交叉后位置重新排列的一段神经束。因此，一侧视束发生病变时，可见两眼同侧盲。

四、外侧膝状体

外侧膝状体位于大脑脚外侧，视网膜神经节细胞发出的神经纤维在此同外侧膝状体的神经节细胞形成突触，换神经元后进入视放射。

五、视放射

外侧膝状体换神经元后发出的神经纤维，向下呈扇形展开，分成三束，到达枕叶。视放射是联系外侧膝状体和大脑枕叶皮质的神经纤维结构。

六、视皮质

视皮质位于大脑枕叶皮质的矩状裂上、下唇和枕叶纹状区，全部视觉纤维在此终止，是人类视觉的最高中枢。

视路中的视觉纤维在各段的排列不同，当中枢神经系统发生病变或受损时，可表现出特定的视野异常。

第三节　眼附属器的解剖与生理

眼附属器包括眼睑、结膜、泪器、眼外肌和眼眶五部分。

一、眼睑

眼睑位于眼眶前方，覆盖于眼球表面，分上睑和下睑，其游离缘称睑缘，生长着排列整齐的睫毛，上、下睑之间的裂隙称睑裂，睑裂内、外侧分别为内眦和外眦。在上、下睑缘近内眦处各有一个乳头状突起，中间有一小孔，称泪点（泪小点），是泪液排泄路径的起点。内眦处的结膜上有一肉状隆起，称为泪阜（图1－8）。

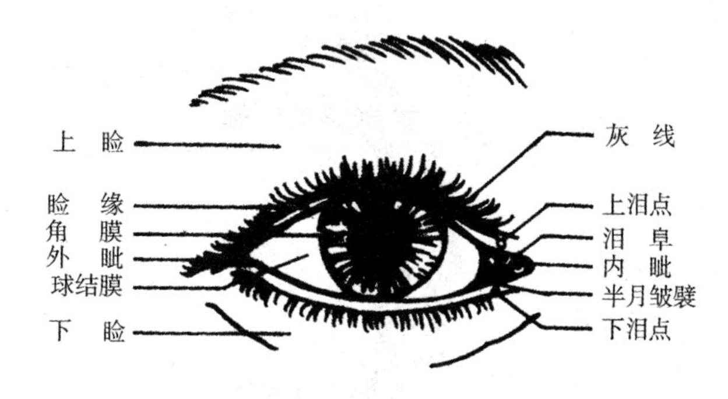

图1－8　眼睑外观

组织学上眼睑自外向内分五层：

1. 皮肤层　是人体最薄的皮肤之一，细嫩而富有弹性，易形成皱褶，年老时尤为显著。

2. 皮下组织层　为疏松的结缔组织，有少量脂肪。每当炎症、外伤时，眼睑易出现水肿、瘀血。

3. 肌肉层

（1）眼轮匝肌　是围绕眼睑和眼眶环形走行的一层薄的扁平肌肉。受面神经支配，收缩时眼睑闭合。面神经麻痹时，眼轮匝肌失去收缩作用，眼睑不能闭合，易发生暴露性角结膜炎。

（2）提上睑肌　位于眼轮匝肌的深面，提上睑肌由动眼神经支配，起开睑作用。若动眼神经麻痹则出现上睑下垂。

4. 睑板层　由致密的结缔组织和丰富的弹力纤维组成的半月形软骨样板，是上、下睑的支架组织。睑板上有纵行排列的睑板腺，腺口开于睑缘，睑板腺分泌脂肪样物质以润滑睑缘，减少摩擦及防止泪液外溢。

5. 结膜层　是眼睑的最内层，位于睑板的内面并与之紧密结合。上睑结膜距睑缘后唇约2mm处有一与睑缘平行的浅沟，称睑板下沟，常易存留异物。

眼睑的血管来自颈外动脉的面动脉分支和颈内动脉的眼动脉分支。浅部静脉回流到颈内、外静脉，深部静脉最后汇入海绵窦。

眼睑的感觉由三叉神经第一支和第二支支配。

眼睑具有保护眼球的作用，通过瞬目使泪液润湿眼球表面，以保持角膜的光泽，同时还可清除眼球表面的灰尘及细菌。

二、结膜

结膜是连接眼睑与眼球的一层菲薄而光滑透明的黏膜。它附着于眼睑内表面，又反折覆盖于眼球前部的巩膜表面，并向前延续，止于角膜缘。按其解剖位置分为睑结膜、球结膜、穹隆结膜，这三部分结膜和角膜在眼球前面形成一个以睑裂为开口的囊状间隙，称结膜囊（图1－9）。

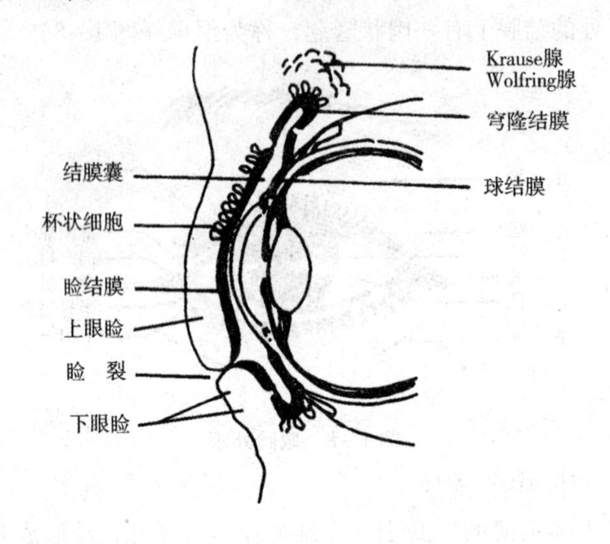

图1－9　结膜囊示意图

1. 睑结膜　覆盖在睑板内面的结膜。

2. 球结膜　疏松地覆盖在眼球前部的巩膜表面，终止于角巩膜缘。

3. 穹隆结膜　即睑结膜与球结膜之间的结膜，是结膜组织最松弛的部分，呈水平皱褶，便于眼球自由运动。

三、泪器

包括分泌泪液的泪腺和排泄泪液的泪道。前者由泪腺和副泪腺组成，后者由泪小点、泪小管、泪囊和鼻泪管组成（图1－10）。

1. 泪腺　位于眼眶外上方的泪腺窝内，泪腺分泌泪液，排出管开口在外侧上穹隆结膜。泪液还具有冲洗和排除微小异物的作用。

2. 泪道　为泪液排出的通道，包括泪点、泪小管、泪囊及鼻泪管。

（1）泪小点　是泪液排出的起点，位于内眦部上、下睑缘后唇。

（2）泪小管　是连接泪小点与泪囊的小管，上、下各一根。

（3）泪囊　位于泪骨的泪囊窝中。泪囊上方为圆形的盲端，下方与鼻泪管相连接。

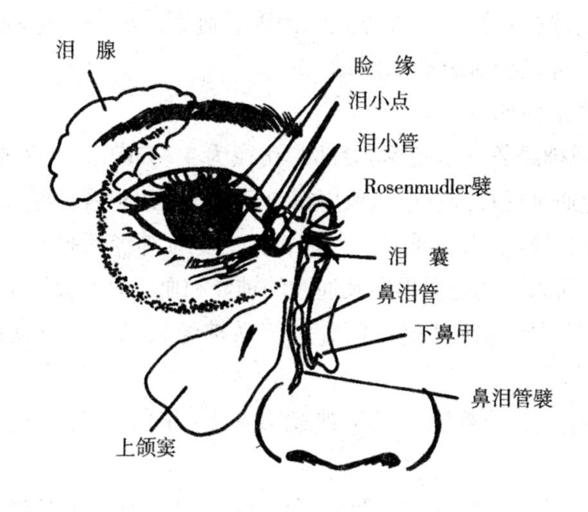

图1－10　泪器示意图

（4）鼻泪管　为连接于泪囊下端和下鼻道的膜性管道。

泪液的排出：泪液由泪腺分泌后，一部分蒸发，一部分靠瞬目运动，分布在眼球的前表面，经泪道排入鼻腔。

四、眼外肌

眼外肌是司眼球运动的肌肉，每眼有6条眼外肌，即4条直肌和2条斜肌。它们分别是上直肌、下直肌、内直肌、外直肌、上斜肌和下斜肌。

4条直肌均起自眶尖部视神经孔周围的总腱环，向前展开并越过眼球赤道部，分别附着于眼球前部的巩膜上。各直肌的止点距角膜缘的距离不同，内直肌最近，为5.5mm；下直肌为6.5mm；外直肌为6.9mm；上直肌最远，为7.7mm。下斜肌起于眼眶下壁前内侧，附着于眼球赤道部后外侧的巩膜上；上斜肌起自眶尖总腱环旁蝶骨的骨膜上，沿眼眶上壁向前至眶内上缘，穿过滑车向后转折，附着于眼球的外上巩膜处。下斜肌由滑车神经支配，外直肌由外展神经支配，其余4条眼外肌均由动眼神经支配。

内、外直肌收缩使眼球转向该肌所在的方向。上、下直肌走向与视轴呈23°角，当收缩时，主要功能是使眼球上、下转动，同时还有内转内旋、内转外旋的作用。上、下斜肌的作用力方向与视轴呈51°角，当收缩时，上斜肌的主要功能是内旋，下斜肌的主要功能是外旋；上斜肌的次要功能是下转、外转，下斜肌的次要功能是上转、外转。

五、眼眶

眼眶为四边锥形骨腔，尖端向后，底边向前，成人的深度为40～50mm，因而球后注射时，进针的长度不应超过40mm，以免误伤视神经或颅内组织。眼眶由7块颅骨构成，包括额骨、蝶骨、筛骨、腭骨、泪骨、上颌骨和颧骨。眶内侧壁骨质很薄，外侧壁较厚，上方有颅腔和额窦，内侧有筛窦和鼻腔，下方有上额窦。内侧壁前下方为泪囊窝，眶外上角有泪腺窝。

眼眶内容纳有眼球、视神经、眼外肌、泪腺、血管、神经、筋膜及眶脂肪。筋膜及脂肪共同形成软垫，可减少对眼球的震动。

眼眶骨壁的主要结构如下：

1. 视神经孔及视神经管 位于眶尖部，孔径为4～6mm，为视神经管的眶内开口，视神经和眼动脉由此通过视神经管进入颅中窝。若骨折可压迫视神经，导致视神经病变。

2. 眶上裂 动眼神经、滑车神经、外展神经、三叉神经的眼支、交感神经纤维丛和眼上静脉由此通过。所以，此处受损累及通过的神经和血管时，会发生眶上裂综合征。

3. 眶下裂 在眶下壁与眶外壁之间，有三叉神经第二支的分支眶下神经、眶下动脉及眼下静脉等通过。

4. 眶上切迹 有眶上动静脉、三叉神经第一支和眶上神经通过，为眶上神经痛的压痛点。

5. 眶下孔 在眶下缘正中下方，距眶缘约4mm处，有眶下神经通过，是泪囊手术的麻醉部位之一。

此外，有一肌圆锥（又称总腱环），在眶尖前10mm处，此处有睫状神经节，是内眼手术球后麻醉的关键部位。

眼眶的动脉来自颈内动脉。眼眶静脉最终汇于海绵窦而与颅腔静脉吻合。

同步训练

一、单选题

1. 成年人眼球的前后径约为（　　）

A. 16mm　　B. 18mm　　C. 20mm
D. 22mm　　E. 24mm

2. 视野出现双眼颞侧偏盲，提示视路损害部位在（　　）

A. 视神经　　B. 视交叉　　C. 视束
D. 外侧膝状体　　E. 视放射

3. 眼睑组织结构中，比较疏松、易出现水肿的是（　　）

A. 皮肤层　　B. 皮下组织层　　C. 肌层
D. 睑板层　　E. 结膜层

4. 支配上斜肌的神经是（　　）

A. 视神经　　B. 动眼神经　　C. 滑车神经
D. 三叉神经　　E. 展神经

二、多选题

1. 眼的屈光系统包括（　　）

A. 角膜　　B. 房水　　C. 瞳孔

D. 晶状体　　E. 玻璃体

2. 角膜的组织结构包括（　　）

A. 上皮细胞层　　B. 前弹力层　　C. 基质层

D. 后弹力层　　E. 内皮细胞层

3. 结膜囊由以下哪个结构形成（　　）

A. 睑结膜　　B. 球结膜　　C. 穹隆结膜

D. 角膜　　E. 巩膜

4. 眼附属器包括（　　）

A. 眼睑　　B. 结膜　　C. 泪器

D. 眼外肌　　E. 眼眶

三、简答题

1. 简述眼球的组织结构。

2. 房水的循环途径是什么？

参考答案

一、单选题

1. E　2. B　3. B　4. C

二、多选题

1. ABDE　2. ABCDE　3. ABC　4. ABCDE

三、简答题

略

第二章　眼科护理概述

知识要点

1. 掌握眼科患者的护理诊断、常见症状、视功能（视力、视野、色觉）检查法及手术患者的常规护理。

2. 熟悉眼科护理的特征、眼科护理管理。

第一节　眼科疾病与护理的基本特征

一、眼科疾病的特征

由于眼的结构精细与功能特殊，眼部病变时的症状和体征均很突出，甚至可影响到全身，如急性闭角型青光眼可出现偏头痛、恶心、呕吐等全身症状；而某些全身疾病在眼部也有明显的表现，如糖尿病患者表现为眼底出血、晶体混浊，甲状腺功能亢进者可表现为眼球突出。视力障碍对患者的工作、学习和生活造成影响，容易产生恐惧、紧张、焦虑、悲观等心理改变，心理障碍易诱发急性闭角型青光眼发作，而青光眼的发作又会引起患者焦虑、烦躁等心理失衡。

二、眼科护理的特征

1. 树立以护理“人”而不是“病”为中心的整体护理理念　护士应将眼与全身机体综合考虑，强调从患者的身心变化和社会文化需求进行全方位的评估。

2. 具备敏锐的病情观察能力　护士应细心观察和检测患者的眼部变化，如视力下降、眼部充血、瞳孔改变、手术切口有无渗血或分泌物增多等。

3. 具备一定的心理护理能力　护士应认真听取患者的倾诉和要求，耐心细致地与患者交谈，根据患者的具体情况制定心理护理计划，及时将患者的情绪调节至最佳状态。

4. 能够进行眼科精细护理操作　眼科护理操作是长期眼科护理实践的科学总结。在进行眼部检查、给药、冲洗时，操作技术应娴熟；对角膜溃疡、眼球贯通伤、内眼手术后患者进行护理时，切勿压迫眼球，以免导致眼球穿孔或术后出血。

5. 能够运用沟通技巧进行健康指导　积极与患者及其家属沟通，了解患者需要解决的问题，广泛开展卫生宣教工作，指导患者保持眼部清洁，科学用眼，避免视疲劳，合理饮食，调整心态，定期进行眼部检查，必要时及时就医。

第二节　眼科护理评估

一、健康史

1. 既往病史　许多全身性疾病都可能在眼部表现出症状，因此要认真询问患者的既往病史。高血压可引起高血压性视网膜病变；糖尿病可引起糖尿病性白内障、糖尿病性视网膜病变；颅内占位性病变可引起视盘水肿和视神经萎缩；甲状腺功能亢进可引起眼球向前突出；重症肌无力可引起上睑下垂、复视、眼外肌运动障碍等症状。另外，某些眼部疾病亦可引起或加重另一种相关性眼病，如虹膜睫状体炎可继发青光眼、并发性白内障和眼球萎缩；高度近视眼可引起视网膜脱离；眼球贯通伤或内眼手术后，健眼发生交感性眼炎等。

2. 药物史　许多药物可引起眼部疾病，如长期应用糖皮质激素可引起开角型青光眼和白内障，诱发或加重单纯疱疹病毒性角膜炎；长期服用氯丙嗪可发生晶状体和角膜的改变；少数患者服用洋地黄后可引起视物模糊及视物变色。

3. 家族遗传史　与遗传有关的疾病在临床上也较常见，如先天性色觉异常、视网膜色素变性等。

4. 职业与工作环境　了解患者的工作环境对某些眼病有重要的帮助，如接触紫外线可发生电光性眼炎；长期接触三硝甲苯、X线等可导致白内障。

5. 诱因　许多因素可引起眼病的发作，如情绪激动、过度疲劳、暗室停留过久等，都可引起急性闭角型青光眼的发作；剧烈咳嗽、便秘可诱发球结膜下出血。

二、眼科患者的常见症状

1. 视力障碍　此为眼科患者最敏感和最重视的症状，包括视力下降、视物模糊、视物变形、视野缩小、眼前黑影飘动等。见于眼部多种疾病，如视网膜脱离、白内障、青光眼、眼外伤、视网膜中央动脉阻塞、玻璃体积血等疾病，视力下降到一定程度会严重影响患者的自理能力。

2. 外观异常　包括眼红、分泌物增多、眼睑肿胀、睑缘位置异常、肿块、水肿、突眼、瞳孔发白或发黄等。见于各种炎症或过敏反应，先天性白内障、视网膜母细胞瘤等，也可为全身疾病的眼部表现。

3. 眼部感觉异常　眼干、眼痒、眼痛、异物感、畏光流泪等，多见于急性结膜炎或角膜炎，结膜、角膜异物，青光眼，急性虹膜睫状体炎等。

4. 眼部充血　此为眼科最常见的体征之一，通过肉眼或借助手电筒即可观察到。分为结膜充血、睫状充血和混合充血。不同部位的充血对眼部病变的判断有重要的临床意义（表2－1）。

表2-1 结膜充血与睫状充血的鉴别

	结膜充血	睫状充血
血管	为表层结膜血管充血，血管呈网状交错，轮廓清晰	为深度睫状前血管充血，血管自角膜缘呈放射状，轮廓模糊
部位	越近穹隆部充血越显著	越近角膜缘充血越显著
颜色	鲜红色，滴肾上腺素于结膜囊内，充血即消退	呈暗红色，滴肾上腺素后充血
移动性	推动球结膜时，充血的血管可随之移动	推动球结膜时，血管不随之移动
分泌物	多，为黏液性或脓性	少或无
原因	结膜炎	角膜炎、虹膜睫状体炎

三、眼科常用的检查及辅助检查

（一）常用的检查

1. 视力检查法 视力（Visual Acuity）分为近视力和远视力，反映黄斑中心凹的视觉敏锐度，也称中心视力。一般人正常视力为1.0或以上，世界卫生组织规定双眼矫正视力低于0.3为低视力，低于0.05为盲。

（1）远视力测量法 ①受检者取坐位，面向视力表，检查距离为5m，若置平面反光镜则距离为2.5m，先右后左，先健眼后患眼；戴镜者应先查裸眼视力，再查矫正视力。测试时用遮眼板或空心手掌遮好非检测眼，但不要压迫眼球。②检测者用视标指示棒由上而下指点视标，受检者应在5秒内说出视标“E”的开口方向，记录其能辨认出最小视标缺口方向那一行的标志数字，此为该眼的远视力。③若受检者在5m处不能辨认最大的视标，嘱其向前靠近视力表，直至能辨认0.1为止。记录方法以实际距离折算，如在距离视标3m处能辨认，则视力为0.1×3/5=0.06，依此类推。④若距离视标1m处仍不能辨认最大视标，则改测“数手指”，检查其眼前分辨指数的能力，距离从1m开始，记录辨认指数的最远距离，如“指数/30cm”。⑤若距离5cm处仍不能辨认指数，则改测“手动”，检查者可将手掌放在其眼前慢慢摆动，记录在眼前摆动手掌的距离，如“手动/15cm”。⑥若连眼前手动也无法辨认，则到暗室内检查光感，用烛光或手电光测试受检眼能否正确判断眼前有无亮光，记录为“光感”或“无光感”。如有光感，还应判断其定位能力，即光定位，通常用9个方位测定，用“+”、“-”表示光定位的阳性和阴性。

（2）近视力测量法 采用标准近视力表，在照明充分的情况下，检查距离为30cm，先查右眼后查左眼，记录能辨认的最小视标，即为该眼的近视力。标准近视力为1.0/30cm。如在30cm处不能看到最大视标，可移近检查，记录时需标明实际距离。

（3）婴幼儿视力检查 婴幼儿难以合作，视力检查应与其行为相结合。当遮盖盲眼与低视力眼时，患儿表现正常；而遮盖健眼时，患儿有试图避开遮盖的拒绝表现。

2. 眼压测量法

（1）指压测量法 嘱被检者眼睑放松，双眼向下注视。检查者将双手中指和无名指固定于被检者的前额，两手食指尖置于患者的上睑皮肤。双食指交替轻压眼球，感觉眼球的软硬度，若指尖的感觉如同触压前额、鼻尖及嘴唇的感觉，则分别粗略判定为眼压增高、正常、降低。记录方法为：T+1～T+3（表示眼压增高），Tn（表示眼压正常），T-1～T-3（表示眼压降低）。

（2）Schiotz眼压计测量法 被检者取低枕仰卧位，测量前滴表面麻醉剂，同时将眼压计进行矫正，使用前用75%酒精棉球消毒底盘，待干后使用。嘱被检者双眼向正上方注视一固定目标，使角膜恰在正中位置，操作者左手分开患者的上、下睑，并固定于上、下眶缘，右手持眼压计，将眼压计垂直向下，底盘轻轻放于角膜中央，读出眼压计刻度值，并按照换算表计算出眼压值。测量完毕，滴抗生素眼药水，涂抗生素眼药膏。

（3）非接触式眼压测量法 其原理是利用可控的空气脉冲，其压力具有线性增加的特性，使角膜压平到一定的面积，通过检测系统感受角膜表面反射的光线，并记录角膜压平到某种程度的时间，将其换算为眼压值。测量时不接触眼球，故不需要表面麻醉和消毒，无交叉感染。

3. 色觉检查法 色觉为人眼分辨颜色的能力，反应视锥细胞的功能。色觉可通过假同色图、色相排列和色觉镜检查。在充足的光线下，被检者双眼同时注视色觉检查本，距离40～80cm，先用示教图告知被检者正确的方法，再依次检查。通常要求被检者在5秒内读出圈中的图形或数字。按每图的说明判断被检者的色觉为正常或异常，若为异常，要进一步分辨其为全盲、绿色盲、红色盲、红绿色盲或色弱。

4. 裂隙灯显微镜检查法 检查在暗室进行，主要用于检查眼前段，加上附件可以检查前房角及眼后段，加上激光凝固器还可用于各种眼科疾病的治疗。

5. 直接检眼镜检查法 检眼镜移至被检者前约2cm处。将检眼镜转盘拨到+8D～+12D，使检眼镜的光线自10～16cm远射入被检眼内，嘱患者转动眼球，检查屈光间质有无混浊。将镜盘拨到0处，如有屈光不正，调拨镜片至看清眼底为止。检查完毕，关闭电源。协助患者离开暗室。

6. 视野检查法 视野（Visual Field）指眼固定注视一点时（或通过仪器）所能看见的空间范围。距注视点30°以内的范围称中心视野，30°以外的范围为周边视野。视野的检查种类有对比法、平面视野计法、Amsler方格法、Goldmann视野计法和自动视野计法。

7. 眼底血管造影检查 眼底血管造影是将造影剂从肘静脉注入，利用特定滤光片和眼底照相机，拍摄随血液在眼底内流动及其灌注的过程。需注意的是，造影前须做过敏试验，有严重的肾功能障碍、碘过敏史、过敏性哮喘和精神疾患的患者禁做眼底血管造影。造影剂需稀释时，只能用其附带的灭菌注射用水，不能用其他溶液稀释。

（二）特殊检查

对比敏感度、暗适应、立体视觉、视野和视觉电生理检查、眼超声检查、CT检查、磁共振检查和眼科计算机图像分析等。

四、心理－社会状况

视觉的敏锐与否对工作、学习和生活有很大的影响，因此，眼病患者的心理问题较明显。相同疾病的不同患者以及同一患者在疾病的不同阶段，其心理问题都会有所不同，因此，护士应及时、准确评估患者的心理状态，给予相应的护理。

第三节 眼科患者常见的护理诊断

眼科疾病常见的护理诊断：

1. 感知紊乱 与眼部病变和视力障碍有关。

2. 舒适改变 疼痛，与眼部炎症、外伤、手术、眼压升高等因素有关。

3. 自理能力缺陷 与视功能障碍或术后双眼包扎或遮盖有关。

4. 有受伤的危险 与视力下降有关。

5. 有感染的危险 与局部创口污染或机体抵抗力下降有关。

6. 功能障碍性悲哀 与视觉功能障碍影响日常生活有关。

7. 焦虑 与视觉功能障碍及担心疾病预后、知识缺乏有关。

8. 知识缺乏 缺乏相关的眼部疾病知识。

9. 潜在并发症 角膜溃疡、继发性青光眼、眼睑畸形等。

10. 家庭应对无效 与家庭主要成员缺乏疾病的相关防治知识有关。

11. 便秘 与长期卧床、活动减少、精神紧张或生活习惯改变等因素有关。

第四节 眼科手术患者的常规护理

一、外眼手术患者的常规护理

外眼手术是指不切穿眼球，在眼球外进行的手术。护士应对患者进行初步护理评估，并提供护理指导。

【术前护理评估】

1. 评估 包括姓名、性别、年龄、体重等一般资料和疾病诊断、手术名称、药物过敏史、既往史、实验室检查等临床资料。

2. 心理护理 主动与患者沟通，向患者做好解释、安慰工作，介绍手术的目的、过程、预后及手术室的环境，减轻患者的紧张情绪，使之与医师配合。

3. 局部准备 主要是清洁局部，尽最大可能消除污染源。根据医嘱，告诉患者滴抗生素眼药水的方法和注意事项。眼眶手术者，应剃去眉毛和备皮。若有眼部炎症，如结膜炎、睑缘炎、慢性泪囊炎等，应通知医师，暂缓手术。术日晨，术眼用3%的硼酸水和生理盐水冲洗结膜囊，用消毒眼垫封眼。按医嘱滴入相应的药物，等待进入手术室，注意严格核对眼别。

4. 全身准备　检查各种常规检查是否齐全，结果是否正常，如血常规、尿常规、肝肾功能、血糖、血脂、胸片、心电图等，如发现异常，及时与医师联系；测体温、脉搏、血压，如发现患者血压高、感冒、发热、咳嗽、女患者月经来潮，应与医师联系，暂缓手术；手术前一天做好个人卫生，取下义齿、手表、戒指、角膜接触镜等物品，术前排空大、小便；术中可能输血者，术前要做好定血型和备血等准备工作；整形手术根据需要拍照；局部麻醉者术日晨进少食、干食，防止过饱而引起术中恶心、呕吐，全麻者按常规禁饮食。

【护理诊断及合作性问题】

1. 护理诊断　①焦虑，与担心疾病预后、知识缺乏有关。②舒适改变、疼痛，与眼部手术有关。③有感染的危险，与组织创伤有关。④家庭应对无效，与家庭成员缺乏疾病的相关知识有关。

2. 合作性问题　护士要主动与患者沟通，介绍手术的目的、过程、预后及手术室的环境，热情解答患者关注的问题，消除其焦虑和恐惧心理，取得患者的配合。

【术后护理】

病房眼科护士在与手术室工作人员交接患者时，根据不同疾病的手术形式注意观察要点，一般应观察患者眼部的伤口情况、麻醉苏醒情况、有无全身其他症状等。

1. 按病情需要予以分级护理。

2. 注意观察局部切口有无出血、渗血或其他不适，绷带包扎松紧是否适宜，有无松脱，并及时报告医师，必要时重新包扎。嘱其遵医嘱用药和复诊。

3. 如患者出现发热、头痛、眼痛、恶心、呕吐等症状，应及时与医师联系并处理。

4. 按医嘱局部或全身用药。根据病情做好相应的术后宣教工作。

5. 如为门诊手术患者，术后应休息观察 30 分钟左右，如无出血或其他不适，应告知回家后的注意事项和随访安排，方可离院。

【健康指导】

根据患者手术的不同而开展健康指导，嘱患者遵医嘱用药，定期复查。

二、内眼手术患者的常规护理

内眼手术是指需切穿眼球壁，在眼球内进行的手术。包括晶状体、玻璃体和视网膜等多种手术。

【术前护理评估】

1. 心理准备　根据手术目的和麻醉方式向患者解释术前、术中、术后的注意事项，术中可能出现的不适以及如何应对，使患者有充分的思想准备，缓解紧张和焦虑情绪，使其主动配合治疗和护理。

2. 局部准备　内眼手术前应剪去眼睫毛，用生理盐水冲洗双眼泪道，并将泪道冲洗的结果及时报告医师，但穿孔伤患者除外，遵医嘱执行术前用药、点眼或涂药膏。

3. 全身准备 协助医师了解患者的全身情况，对高血压、糖尿病和心脏病患者应采取必要的治疗和护理措施；手术当日晨测生命体征并做好记录。如患者有发热、感冒、月经来潮、全身感染及其他异常情况，应及时通知医师。协助患者做好清洁卫生，给患者取下义齿、角膜接触镜，保管好贵重物品。

【护理诊断及合作性问题】

同外眼手术患者的护理诊断及合作性问题。

【术后护理】

1. 术后根据医嘱予以单眼包扎或双眼包扎，采用相应的体位卧床休息，一般宜仰卧或健侧卧位，注意保护头部和眼部勿受撞击。

2. 根据病情和医嘱选择合适的体位，如一般青光眼手术、白内障手术等选择平卧位，局麻者数小时后可选择自由体位。视网膜手术或玻璃体手术则要根据裂孔位置和手术方法的不同而采用不同的体位，有俯卧位、半卧位、侧卧位等。如玻璃体腔内注入气体，则术后采取的卧位应使视网膜裂孔的位置处于最高点。如玻璃体腔内注入硅油，则术后采取俯卧位，以顶压视网膜，防止再脱离。

3. 根据病情予以分级护理。增加高蛋白、多种营养素等营养食物，利于创口愈合。

4. 密切观察病情变化，注意倾听患者的主诉。如患者主诉切口疼痛，可给予安慰解释；如患者疼痛剧烈，无法忍受，或伴有头痛、恶心、呕吐，要及时报告医师并处理。

5. 注意局部包扎有无松动、脱落或渗血，如有则应及时更换。

6. 按医嘱局部或全身用药。

7. 避免对眼部施加任何压力，必要时戴眼罩加以防护。

8. 做好术后健康教育，使患者做好自我保护，便于术后顺利康复。

（1）嘱患者安静休养，勿用力挤眼、揉眼、咳嗽、大声说话，防止眼压升高、切口裂开。

（2）注意用眼卫生，不要弄湿、污染或自行拆开眼垫，不要用毛巾用力擦术眼或使不洁水进入眼内，防止切口感染。

（3）饮食方面应注意多吃水果、蔬菜，保持大便通畅，如大便干结，不可用力，防止眼压升高、切口裂开。

（4）不要弯腰低头取重物或做剧烈运动，避免碰撞术眼，以利于切口愈合。

9. 患者出院前应根据病情和用药做好出院健康指导。

【健康指导】

指导患者练习床上活动，按要求向各方向转动眼球；教会患者抑制咳嗽、打喷嚏，切勿用力挤眼、揉按术眼，以免切口裂开或前房出血。

第五节 眼科护理管理

一、门诊护理管理

眼科门诊护理管理的主要任务是做好开诊前的准备工作，组织患者就诊，协助医师检查，做好护理指导和健康教育。

1. 环境 注意诊室卫生，做到清洁、整齐、通风、明亮，每日开诊前备好洗手消毒液及擦手毛巾。

2. 物品 准备好诊疗物品，包括聚光手电筒、放大镜、近视力表、无菌荧光素钠溶液、抗生素眼药水、散瞳及缩瞳眼药水，以及消毒棉签、酒精棉球等，同时备好文具、病历纸、处方笺、住院证、各种化验单及诊疗单等办公用品。

3. 工作内容

（1）就诊秩序 按病情特点及挂号次序进行分诊，急症患者应随到随诊，老弱残患者可提前就诊。

（2）协助检查 协助医师做好视力检查和眼压测量；根据医嘱给患者点眼药，以便做眼部检查；对行动障碍者应给予护理照顾，检查时护士应站在一侧，引导前行，并协助其上、下诊疗椅或检查床，配合医师进行检查。

（3）健康教育 利用报纸、壁报、电视等形式，宣传眼科常见的眼病防治知识。

（4）护理指导 根据患者的具体情况，从生活、用药、预防等方面进行护理讲述，需要时登记预约复诊时间。

二、暗室护理管理

暗室是眼科特殊的检查环境，眼部许多精细检查要在暗室进行，室内有许多精密检查仪器，因此加强暗室护理管理非常重要。

1. 环境 暗室内地面应不反光、不打滑，墙壁为深灰色或墨绿色，窗户应设置遮光窗帘，以保证室内黑暗状态，利于使用眼科仪器进行细微观察。

2. 物品 合理放置仪器，以利于检查操作和患者的安全。常用的仪器有裂隙灯显微镜、检眼镜、灯光视力表、验光仪、镜片箱等。

3. 工作内容

（1）加强暗室清洁卫生 保持室内空气流通及相对干燥，以免损坏室内仪器。

（2）制定仪器使用规程 暗室内精密仪器的使用、保养严格按照规程操作，镜头、镜片等光学仪器配件，可用擦镜纸或95%乙醚轻拭污渍。

（3）护理指导 患者对环境感觉陌生，应给予积极的护理指导和帮助，协助医师完成各项检查，以免发生意外。

（4）安全检查 每天下班前，把暗室内各种检查仪器从工作位恢复到原位，切断电源，加盖防尘罩，关好水龙头、门窗、照明开关等，消除安全隐患。

三、病房护理管理

1. 环境 保持病房安静、整洁、舒适和安全。做到走路轻、关门轻、操作轻、说话轻，禁止在病房吸烟，以免影响患者休息。

2. 物品 摆设整齐、合理，走廊及过道无障碍物和危险物品，厕所旁设置扶手。

3. 工作内容

（1）耐心做好入院介绍，使患者尽快适应医院及病房环境，自觉遵守住院管理制度，特别是安全制度、作息制度。

（2）对待患者的态度要热情，语调温和，关心、体贴患者；按照护理程序要求经常与患者沟通，密切与医师配合，创造温暖、和谐的人际环境，努力提高护理质量。

（3）定期召开座谈会，征求意见，改进病房工作，表扬患者及陪伴人员的好人好事，让患者共同参与病房管理。

（4）护士长全面负责并指派专人保管病房财产、物资、设备，建立账目，定期清点。密切医护、护患和护士之间的关系，多方征求意见，不断改进病房工作。

同步训练

一、单选题

1. 远视力检查的距离为（　　）

A. 2m　　B. 3m　　C. 4m　　D. 5m　　E. 6m

2. 距视力表 2.5m 处刚能看清最大视标，其视力为（　　）

A. 0.03　　B. 0.05　　C. 0.07　　D. 0.09　　E. 0.1

3. 正常瞳孔的直径为（　　）

A. 1.5～3mm　　B. 2～3.5mm　　C. 2.5～4mm　　D. 3～4.5mm　　E. 3.5～4.5mm

4. 周边视野的范围为（　　）

A. 10°以外　　B. 20°以外　　C. 30°以外　　D. 40°以外　　E. 50°以外

5. 色觉反映以下哪种细胞的功能（　　）

A. 视锥细胞　　B. 视杆细胞　　C. 双极细胞　　D. 节细胞　　E. 以上都不对

6. 正常眼压的范围为（　　）

A. 10～20mmHg　　B. 10～21mmHg　　C. 11～20mmHg　　D. 11～21mmHg　　E. 以上都不对

7. 正常眼球的突出度为（ ）

A. 4～6mm　B. 6～8mm　C. 8～10mm
D. 10～12mm　E. 12～14mm

二、多选题

眼科暗室护理管理的要求包括（ ）

A. 墙壁呈淡黄色　B. 地面无反光　C. 地面有反光
D. 仪器合理安放　E. 墙壁呈墨绿或深灰色

三、简答题

1. 眼科患者的常见症状有哪些？
2. 简述结膜充血与睫状充血的不同。

参考答案

一、单选题

1. D　2. B　3. C　4. C　5. A　6. B　7. E

二、多选题

BDE

三、简答题

略

第三章 眼科常见疾病患者的护理

知识要点

1. 掌握眼科疾病的相关护理评估、护理诊断、护理措施及相关健康指导。
2. 熟悉眼科疾病的相关病因及发病机制。

第一节 眼睑病与泪器病患者的护理

一、睑腺炎

睑腺炎（Hordeolum）又称麦粒肿，是眼睑腺体的急性化脓性炎症，多发于儿童及青少年。根据细菌感染的腺体不同，可分为内、外睑腺炎。睫毛毛囊或其附属腺体的感染，称外睑腺炎；睑板腺感染，称内睑腺炎。

【病因及发病机制】

本病多为葡萄球菌感染，特别是金黄色葡萄球菌感染。眼睑及结膜的慢性感染、用眼过度、屈光不正、体质虚弱或有糖尿病等全身性疾病是本病常见的诱因。

【护理评估】

1. 健康史

（1）患者有屈光不正、慢性结膜炎及睑缘炎易患此病。

（2）了解患者有无糖尿病、营养不良等慢性病史；有无全身不适及用药史。

2. 临床表现

（1）症状　主要表现为患侧眼睑出现红、肿、热、痛等急性炎症症状，初起可有患侧眼睑局部痒痛，部分患者可伴有同侧耳前淋巴结肿大。

（2）体征　①外睑腺炎：炎症反应集中在睑缘睫毛根部，初起红肿弥散，扪之眼睑皮下有硬结，形同麦粒，触痛明显，以后逐渐加重。2～3天后，红肿局限，中央出现黄白色脓点，红肿热痛减轻。之后硬结软化，形成脓肿，脓肿常溃破于皮肤面。②内睑腺炎：炎症局限于睑板腺内，红肿局限，疼痛明显，脓肿常溃破于睑结膜面。

3. 辅助检查　必要时可进行血常规检查。可做分泌物细菌培养及药物敏感实验辅助治疗，临床少用。

【护理诊断及合作性问题】

1. 急性疼痛 与眼睑腺体炎症有关。

2. 潜在并发症 眼睑蜂窝织炎、海绵窦脓毒血栓，与炎症扩散有关。

3. 知识缺乏 缺乏良好的用眼卫生习惯及眼部疾病护理、预防的相关知识。

【护理措施】

1. 一般护理

（1）嘱患者清淡饮食，多吃新鲜蔬菜、水果，保持二便通畅。

（2）指导患者早期局部热敷，每日2～3次，每次10～15分钟，有助于炎症消散和疼痛减轻。

2. 治疗护理

（1）指导患者遵医嘱用药。

（2）不可过早切开及挤压，以免炎症扩散，引起败血症或海绵窦脓毒血栓，危及患者的生命。

（3）脓肿形成后切开引流为主。

（4）防止并发症。

3. 病情观察 观察患者对疼痛的反应，注意并发症的发生。

4. 健康指导

（1）加强儿童及青少年的卫生宣教，养成良好的卫生习惯。

（2）向患者讲解睑腺炎的相关防治知识，对青少年应及时纠正屈光不正。

（3）反复发作者应彻底诊治原发病，如慢性结膜炎、睑缘炎或屈光不正等。

（4）严禁挤压脓肿，避免炎症扩散。

二、睑板腺囊肿

睑板腺囊肿（Chalazion）又称霰粒肿，是发生于睑板腺的特发性无菌慢性肉芽肿性炎症。常见于青少年及中壮年，发病以上眼睑居多。

【病因及发病机制】

由于睑板腺排出口阻塞或睑板腺分泌功能旺盛，导致腺体分泌物潴留在睑板内，刺激周围组织慢性增生而逐渐引起炎性肉芽肿。

【护理评估】

1. 健康史 评估患者的发病年龄，询问其是否进行过病理检查及治疗经过等。

2. 临床表现

（1）症状与体征 ①症状：多见于上睑，较小的囊肿可无自觉症状，较大者有眼部异物感。②体征：眼睑皮下可触及大小不等、无压痛、无粘连的无痛性结节，相对应的睑结膜面呈现紫红色。囊肿偶有破溃，可在睑结膜面形成息肉或肉芽组织。

（2）并发症 继发细菌感染。

3. 辅助检查　对于复发性或老年人睑板腺囊肿，应将切除的标本送病理检查，以排除睑板腺癌。

【护理诊断及合作性问题】

1. 舒适改变　与患眼眼睑肿块有关。

2. 潜在并发症　感染。

3. 知识缺乏　缺乏睑板腺炎的保健知识。

【护理措施】

1. 无症状的睑板腺囊肿，可自行吸收，一般不需治疗。

2. 较大的睑板腺囊肿，应遵医嘱局部热敷，或用糖皮质激素、抗生素行囊肿腔内注射，以促进其吸收。

3. 较大而有症状的睑板腺囊肿，应配合医生行睑板腺囊肿刮除术。

4. 健康指导：对青少年睑板腺分泌旺盛者，应注意清淡饮食，生活有规律；老年人或反复发作者应排除睑板腺癌。

三、睑内翻与倒睫

睑内翻（Entropion）为一种睑缘向眼球方向内卷、部分或全部睫毛倒向眼球的一种眼睑位置异常。倒睫（Trichiasis）是睫毛倒向眼球并刺激角膜和结膜而引起角膜、结膜继发性改变的睫毛位置异常。睑内翻常和倒睫共同发生。

【病因及发病机制】

发病原因通常分为三类：①瘢痕性睑内翻：常见于沙眼瘢痕期、结膜烧伤等病之后。②痉挛性睑内翻：常见于老年人，又称为老年性睑内翻，主要发生在下睑。③先天性睑内翻：主要见于婴幼儿。

【护理评估】

1. 健康史　评估患者的发病年龄，了解其反复发作史，询问治疗经过等。

2. 临床表现

（1）症状　常见症状为异物感、畏光、流泪、眼睑痉挛等。

（2）体征　先天性睑内翻多为双侧，瘢痕性和痉挛性睑内翻多为单侧。可查见睑缘向眼球方向内卷，睫毛内翻并倒向眼球，多可刺激到结膜、角膜，导致结膜充血，角膜上皮脱落、溃疡，日久可形成角膜新生血管及角膜瘢痕，可影响视力。

3. 辅助检查　裂隙灯检查、角膜染色检查。

【护理诊断及合作性问题】

1. 舒适改变　与眼痛、异物感有关。

2. 有感染的危险　与睫毛刺激角膜有关。

3. 知识缺乏　缺乏自我保健知识。

【护理措施】

1. 心理护理　告知患者疼痛的原因，及时缓解其焦虑情绪。

2. 解除患眼疼痛　如仅有1～2根倒睫，可用镊子直接拔除，或采用睫毛电解法。

3. 配合医生　配合医生手术治疗。

4. 遵医嘱滴用抗生素眼液　预防结膜炎、角膜炎等的发生。

5. 健康指导　日常生活中，重视眼部异物感症状，提早就医；积极预防继发性感染，及时、足量应用抗生素眼液。

四、睑外翻与睑裂闭合不全

睑外翻（Ectropion）是指眼睑向外翻转并离开眼球，睑结膜不同程度地暴露在外，常合并睑裂闭合不全，下睑比上睑更为常见。

【病因及发病机制】

1. 老年性　仅见于下睑，由于老年人的眼轮匝肌功能减弱，眼睑皮肤及外眦韧带也较松弛，使睑缘不能紧贴眼球，致下睑因自身重力而外翻。

2. 瘢痕性　眼睑皮肤因瘢痕性收缩所致。眼睑皮肤瘢痕可由创伤、烧伤、化学伤、眼睑溃疡或睑部手术不当等引起。

3. 麻痹性　仅见于下睑，由于面神经麻痹，眼轮匝肌的收缩功能丧失，下睑依其本身的重力下垂而形成外翻。

【护理评估】

1. 健康史　评估患者的发病年龄、发病过程，询问治疗经过。

2. 临床表现

（1）症状　轻者，泪溢；重者，出现畏光、疼痛、视力减退。

（2）体征　睑缘离开眼球或外翻，睑结膜不同程度地暴露在外，结膜充血、干燥、肥厚甚至角化；角膜上皮发生脱落，引起暴露性角膜炎或溃疡，日久可形成角膜新生血管及角膜瘢痕，可影响视力。

3. 辅助检查　裂隙灯检查、角膜染色检查。

【护理诊断及合作性问题】

1. 舒适改变　与溢泪有关。

2. 潜在并发症　结膜干燥症、暴露性角膜炎等。

3. 自我形象紊乱　担心被人歧视。

4. 知识缺乏　缺乏睑外翻的相关自我保健知识。

【护理措施】

1. 心理护理　睑外翻患者多因颜面仪容受损，产生自卑情绪，应多与患者交谈，进行心理疏导。

2. 预防感染　遵医嘱使用抗生素眼液，防止角膜炎症的发生。合并睑裂关闭不全者，应在结膜囊内涂抗生素眼膏，再以眼垫遮盖。

3. 配合医生　配合医生手术治疗。

4. 健康指导　老年性睑外翻患者应掌握正确揩拭泪液的方法；积极预防继发性

感染。

五、上睑下垂

上睑下垂（Ptosis）是指各种原因导致提上睑肌和 Muuller 肌功能不全或丧失而导致的上睑部分或全部下垂，即在眼向正前方注视时上睑缘遮盖角膜超过上部的 1/5。

【病因及发病机制】

本病的病因有先天性和获得性两种。先天性是一种常染色体显性遗传病，导致提上睑肌或动眼神经核发育不全；获得性的原因较多，如动眼神经麻痹、交感神经疾病、动眼神经及提上睑肌因外伤所致，或因眼睑炎症、肿瘤等。

【护理评估】

1. 健康史

（1）先天性上睑下垂者多为双侧，出生时就不能将睑裂睁开到正常大小，有家族遗传性。

（2）获得性上睑下垂者多为单侧，原因较多，多有相关的病史及伴随症状。如重症肌无力患者，其上睑下垂多有晨轻夜重的特点。

2. 临床表现

（1）症状　上睑不能上提，先天性上睑下垂者可有不同程度的视力障碍及弱视。

（2）体征　先天性上睑下垂多为双眼发病，表现为不同程度的睑裂变窄。重度者上睑遮盖瞳孔，影响视力，出现皱额、耸肩等动作，重者需仰头视物。日久可形成形觉剥夺性弱视，或伴有其他先天性异常，如内眦赘皮、小眼球、斜视等。获得性上睑下垂常为单侧，多伴有相关病史。

（3）并发症　形觉剥夺性弱视或伴有先天异常。

【护理诊断及合作性问题】

1. 自我形象紊乱　与上睑下垂影响仪容有关。

2. 感知障碍　与上睑下垂遮盖瞳孔而影响视力有关。

【护理措施】

1. 心理护理　上睑下垂可影响患者的心理及社交关系，容易出现自卑、悲观等不良情绪，应多与患者进行沟通，耐心进行心理护理。

2. 治疗护理　先天性应早期手术矫正，尤其单侧下垂遮挡瞳孔者，以防形成弱视。获得性应先行病因治疗和药物治疗，无效时再考虑手术治疗。

3. 病情观察　①术后应注意观察有无角膜暴露、睑裂闭合不全、穹隆部结膜脱垂等。注意保护局部创口干燥，一般术后加压包扎 24 小时，术后 7 天拆线。②药物治疗者，测量眼睑活动度，以评价疗效。

4. 健康指导　积极治疗弱视等并发症；遵医嘱指导术后用药。

六、泪囊炎

泪囊炎（Dacryocystitis）是泪囊黏膜的卡他性或化脓性炎症。可分为慢性泪囊炎、急性泪囊炎和新生儿泪囊炎，以慢性泪囊炎较为常见。多发生于中老年妇女，单侧发病多见。

【病因及发病机制】

因鼻泪管狭窄或阻塞，导致泪液在泪囊内滞留，继而引起细菌在泪囊内生长繁殖而导致炎症。致病菌多为肺炎球菌、链球菌和葡萄球菌等。新生儿泪囊炎则多由于鼻泪管下端胚胎性残膜未能退化，阻塞鼻泪管下端所致。

【护理评估】

1. 健康史

（1）了解患者的病情发展史、治疗经过及效果。

（2）慢性泪囊炎多有沙眼、泪道外伤、慢性鼻炎、鼻窦炎等病史。

2. 临床表现

（1）症状　泪溢、流脓，急性泪囊炎多有肿痛。

（2）体征　①急性泪囊炎：泪囊区皮肤红肿，触之坚实、疼痛。严重时，可伴有畏寒、发热等全身症状。②慢性泪囊炎：由于长时间泪溢，下睑近内眦部皮肤出现潮红、糜烂等湿疹样改变，结膜充血，压迫泪囊区有黏液脓性分泌物自泪点溢出。③新生儿泪囊炎：泪囊区及周围的皮肤可见湿疹、红肿，压迫泪囊区有黄白色脓性分泌物溢出。

（3）并发症　角膜溃疡、化脓性眼内炎等。

3. 心理－社会状况　部分慢性泪囊炎患者因长时间泪溢、流脓，反复发作，可影响正常的人际交往。

4. 辅助检查　分泌物涂片染色、X 线泪道造影。

【护理诊断及合作性问题】

1. 舒适改变　疼痛、泪溢、流脓，与泪囊炎有关。

2. 潜在并发症　角膜炎、眶蜂窝织炎，与继发性感染有关。

3. 知识缺乏　缺乏泪囊炎的防治知识及潜在危害的正确认识。

【护理措施】

1. 一般护理

（1）急性泪囊炎患者初起采用热敷，以加速消散炎症，缓解疼痛。

（2）慢性泪囊炎患者滴眼药前，先用手指按压泪囊区，挤出泪囊内的分泌物。

（3）新生儿泪囊炎可行泪囊按摩方法。

2. 治疗护理

（1）遵医嘱　正确使用抗生素眼液。

（2）泪道冲洗　应用生理盐水加抗生素进行泪道冲洗，每周 1～2 次。

（3）手术护理　泪道探通术。若无效，首选的术式是泪囊鼻腔吻合术。围术期的护理重点包括：①术前向患者解释手术方式及预期疗效，消除其紧张、恐惧的心理。②术前 3 天应用抗生素眼药水并冲洗泪道，术前 1 天用 1% 麻黄素溶液滴鼻，利于引流和预防感染。③术后宜采用半卧位，利于伤口积血的引流，切口应加压包扎 2 天。④术后嘱患者勿牵拉填塞物及用力擤鼻。⑤术后第 3 天开始连续进行泪道冲洗，保持泪道通畅。⑥术后 7 天拆除皮肤缝线，同时拔去引流管，嘱其定期复查。

3. 健康指导

（1）提高患者对疾病的认识，及早治疗沙眼、睑缘炎、睑内翻及慢性鼻炎等疾病，预防慢性泪囊炎的发生。

（2）积极治疗慢性泪囊炎，预防角膜炎和眼内感染等并发症的发生。

（3）对新生儿泪囊炎患者的母亲加强泪囊按摩的知识宣讲。

第二节 结膜病患者的护理

一、急性细菌性结膜炎

急性细菌性结膜炎（Acute Bacterial Conjunctivitis）在临床上最为常见的有急性卡他性结膜炎（Acute Catarrhal Conjunctivitis）和淋球菌性结膜炎（Conococcal Conjunctivitis)。可通过接触传染，具有流行性，以明显的结膜充血和黏液脓性分泌物为主要临床特征。

【病因及发病机制】

1. 急性卡他性结膜炎 以革兰阳性球菌感染为主，常见的致病菌有肺炎双球菌、葡萄球菌、Koch－weeks 杆菌等，俗称“红眼病”。

2. 淋球菌性结膜炎 为超急性化脓性结膜炎，致病菌为淋球菌。新生儿多通过患有淋球菌性阴道炎的母体产道而被感染。以大量脓性分泌物为主要特征，故又称“脓漏眼”。

【护理评估】

1. 健康史

（1）急性卡他性结膜炎 多发于春、秋季节，大多有“红眼病”接触史。传染途径为手－眼接触传染或毛巾、手帕、水、枕巾等媒介传播。

（2）淋菌性结膜炎 成人淋菌性结膜炎有淋菌性尿道炎病史，此前多有不洁性交史，这是确定本病的重要评估资料；新生儿淋球菌性结膜炎患儿的母亲多有淋菌性阴道炎史。

2. 临床表现

（1）症状 起病急，潜伏期短，多双眼发病，眼红、眼痒、异物感、灼热感、较多的黏性或脓性分泌物，偶有畏光、流泪等，一般无疼痛，不影响视力。

（2）体征 ①急性卡他性结膜炎：潜伏期 1～3 天，双眼同时或先后发病。查见结膜水肿、充血，结膜囊内有较多的脓性分泌物，合并角膜感染时，表现有畏光、流泪、疼痛等角膜刺激症状。②淋球菌性结膜炎：淋球菌性结膜炎发病急速，潜伏期为几小时到3天。表现为眼睑红肿疼痛明显、结膜高度水肿和充血，重者球结膜突出于睑裂外。分泌物早起为浆液性，之后很快转为脓性，不断从睑裂溢出，故称脓漏眼。

（3）并发症 角膜感染、溃疡、穿孔、眼内炎。

3. 心理－社会状况 急性细菌性结膜炎起病急，多数患者因结膜高度充血、水肿、分泌物量多等而产生焦虑情绪。患病期间易造成周围人群的恐惧，造成被远离或孤立感。尤其是淋菌性结膜炎患者，担心被外人知晓而产生严重的社交恐惧，同时担心该病对家庭、婚姻的影响而产生焦虑情绪。

4. 辅助检查 结膜刮片、分泌物涂片。

【护理诊断及合作性问题】

1. 急性疼痛 与炎症累及角膜有关。

2. 分泌物增多 与结膜急性炎症有关。

3. 潜在并发症 角膜炎症、溃疡及穿孔。

4. 知识缺乏 与缺乏结膜炎的预防知识有关。

【护理措施】

1. 一般护理

（1）本病有传染性，应做好消毒隔离。

（2）清淡饮食，多吃新鲜蔬菜、水果，保持二便通畅，可减少感染的扩散。

（3）严禁包扎患眼，因包盖患眼，分泌物不易排出，进而加剧炎症反应。

2. 治疗护理

（1）结膜囊冲洗 常用生理盐水或3%硼酸水冲洗；淋球菌性结膜炎选用1∶5000的青霉素溶液冲洗。冲洗时应注意：①患者取患侧卧位，勿将冲洗液溅入健眼。②冲洗时动作要轻，以免损伤角膜。③嘱患者不停地转动眼球，充分洗出分泌物。

（2）遵医嘱 合理应用抗生素药物。

3. 病情观察 观察患者有无畏光、流泪、疼痛等角膜刺激征或角膜溃疡症状。

4. 健康指导

（1）患者应隔离，以免引起流行。

（2）做好消毒隔离，避免交叉感染。

（3）注意个人卫生，勿用脏手揉眼，不共用脸盆、毛巾、枕巾等。

二、病毒性结膜炎

病毒性结膜炎（Viral Conjunctivitis）是一种常见的急性传染性眼病，具有传染力强、有自限性等特点。好发于夏、秋季，双眼多同时或先后发病，临床上以流行性角结膜炎、流行性出血性结膜炎最为常见。

【病因及发病机制】

1. 流行性角结膜炎 由腺病毒8、19、29和37型引起，以8型最为常见。

2. 流行性出血性结膜炎 由70型肠道病毒引起，传染性极强，可大面积迅速流行。

【护理评估】

1. 健康史 了解患者有无病毒性眼病患者接触史。

2. 临床表现

（1）症状 两眼同时或先后发病，患眼红、灼痛、异物感、畏光和流泪，有清稀水样分泌物。部分患者可伴有耳前淋巴结肿大、压痛，甚至出现寒战、发热等感染症状。

（2）体征 流行性角结膜炎的潜伏期多为5～7天，结膜明显充血、水肿，睑结膜可见大量滤泡形成。发病8～10天后，角膜常有浅层点状浸润，2～3周后炎症消退，角膜混浊数月至数年后吸收，视力多能恢复正常。流行性出血性结膜炎大多在24小时内发病，有自限性，常有球结膜点片状出血，多数有滤泡形成及角膜上皮有一过性的细小点状角膜浸润。

（3）并发症 角膜炎。

3. 辅助检查 分泌物涂片或结膜刮片。

【护理诊断及合作性问题】

1. 舒适改变 与眼红、异物感、畏光、流泪有关。

2. 知识缺乏 与缺乏病毒性结膜炎的预防知识有关。

【护理措施】

1. 一般护理

（1）本病有极强的传染性，注意消毒隔离。

（2）多饮水，加强休息。

（3）局部冷敷，以减轻充血和疼痛；夜间睡前冷敷，有利于休息。

（4）忌热敷及包扎患眼。

2. 治疗护理

（1）生理盐水冲洗结膜囊，局部冷敷和使用血管收缩剂可缓解症状。

（2）遵医嘱选用抗病毒药物。

3. 健康指导 参照急性细菌性结膜炎。

三、沙眼

沙眼（Trachoma）是由沙眼衣原体感染引起的一种慢性传染性结膜角膜炎，因其在睑结膜面形成粗糙不平的沙粒样外观，故称“沙眼”。

【病因及发病机制】

沙眼是由沙眼衣原体感染结膜、角膜所致。通过直接接触或污染物传播，易感危险因素包括不良的卫生条件、营养不良等。

【护理评估】

1. 健康史 有与沙眼患者的接触史。

2. 临床表现

（1）症状　轻者症状不明显，急性期沙眼或病情重者可出现患眼刺痒、异物感、畏光流泪或有黏液性分泌物。慢性期可有眼痒、干燥等表现，后期常因发生睑内翻、倒睫等并发症和后遗症而出现视力下降。

（2）体征　①急性期：结膜血管模糊充血，上睑和上穹隆部结膜血管扩张，结膜充血，乳头增生，滤泡形成，有少量黏脓性分泌物。②慢性期：可见患眼上睑结膜和上穹隆部结膜乳头增生、滤泡形成，血管模糊充血，逐渐有角膜血管呈垂帘状并向角膜中央生长，称为角膜血管翳，此为沙眼的特异性改变。③后期：乳头、滤泡发生退行性改变，形成灰白色线状、网状或片状瘢痕，可并发睑内翻、倒睫、角膜溃疡等。

（3）并发症　睑内翻、倒睫、上睑下垂、睑球粘连、慢性泪囊炎、眼干燥症甚至失明等。

3. 心理－社会状况　本病治疗时间长，且容易复发，导致部分患者缺乏坚持治疗的恒心；亦有患者因沙眼症状轻微而对其治疗不重视，导致视力下降等严重后果。

4. 辅助检查　结膜刮片检查；荧光抗体染色法或酶联免疫法。

【护理诊断及合作性问题】

1. 舒适度改变　与结膜充血、乳头增生、滤泡形成有关。

2. 潜在并发症　睑内翻、倒睫、慢性泪囊炎、睑球粘连、角膜混浊、角膜干燥症。

3. 知识缺乏　缺乏沙眼的防护知识及常规治疗的耐心。

【护理措施】

1. 一般护理　指导患者和家属做好消毒隔离，避免传染。

2. 治疗护理　遵医嘱局部用药；遵医嘱全身用药。

3. 病情观察　观察有无后遗症及并发症，积极采取相应的治疗方法，如电解倒睫术、睑内翻矫正术、角膜移植术等，参照眼部手术的护理常规。

4. 健康指导　加强卫生宣教，注意环境卫生及个人卫生；指导患者和家属做好消毒隔离；加强卫生监督管理，防止交叉感染。

四、免疫性结膜炎

免疫性结膜炎（Immunologic Conjunctivitis）又称变态反应性结膜炎，临床上常见的有春季结膜炎和泡性角结膜炎两种，以儿童及青少年多见。

【病因及发病机制】

1. 春季结膜炎　多在春、夏季节发病，反复发作 5～10 年，有自限性，目前病因尚不确定，过敏原可以是花粉、动物羽毛、微生物等。

2. 泡性角结膜炎　多认为是对结核杆菌、葡萄球菌及沙眼衣原体等微生物蛋白的变态反应。

【护理评估】

1. 健康史　了解患者既往有无对食物、药物等的过敏史；了解发病经过和既往治疗经过。

2. 临床表现

（1）症状　春季结膜炎的主要症状是眼部奇痒，可有黏丝状分泌物。泡性角结膜炎的主要症状是异物感，若侵犯角膜则有眼痛、畏光、流泪等刺激症状。

（2）体征

1）春季角结膜炎：①睑结膜型：上睑结膜出现硬而扁平的肥大乳头，密密麻麻呈铺路石样改变，球结膜呈暗红色。②角膜缘型：角膜缘充血、结节，外观出现黄褐色胶状物。③混合型：以上两种体征同时出现。

2）泡性角结膜炎：多发生于儿童及青少年，有异物感、流泪等。角膜受累则有明显的角膜刺激征。①泡性结膜炎：在睑裂部球结膜上出现红色微小结节隆起，周围有局限性充血，结节顶部易破溃而形成浅表溃疡，愈合后不留瘢痕。②泡性角膜炎：角膜上有灰白色点状浸润，如侵犯基层，愈合后可遗留角膜斑翳。③泡性角结膜炎：在角膜缘及附近球结膜可见一个或多个灰白色小结节，周围结膜充血，如有溃疡形成，愈合后可遗留浅淡瘢痕。

3. 辅助检查　结膜刮片检查。

【护理诊断及合作性问题】

1. 舒适度改变　眼部奇痒、疼痛等，与变态反应有关。

2. 潜在并发症　继发感染、药物性青光眼。

【护理措施】

1. 一般护理

（1）避免接触过敏原，保持空气流通。

（2）饮食指导，保持清淡饮食，多摄入富含维生素的新鲜蔬菜、水果。不宜食用鱼、虾、蟹等易过敏食物。

2. 治疗护理　遵医嘱局部用药。

3. 健康指导

（1）根据发病的季节性和规律性，可在发病前 1 个月提早应用 2% 色甘酸钠眼液，有助于减轻发作症状。

（2）本病有自愈倾向，多数儿童、青少年在青春期后能自行缓解。

五、翼状胬肉

翼状胬肉（Pterygium）为睑裂区球结膜及结膜下组织增生肥厚，呈三角形，形似翼状，向角膜表面侵袭而发生的一种慢性炎症性病变。

【病因及发病机制】

病因及机制尚不明确，可能与环境因素有关。一般认为长期户外工作，受外界风沙、烟尘、紫外线等因素的长期刺激，引起结膜组织发生的一种慢性炎症性病变。

【护理评估】

1. 健康史 长期户外工作，受日光照射、风沙、烟尘刺激等。

2. 临床表现

（1）症状 一般无自觉症状，或仅有轻度异物感。当胬肉向角膜中央发展时，可引起散光；若遮盖瞳孔，则将严重影响视力。

（2）体征 胬肉本身可分为三部分：在角膜的尖端为头部，跨越角膜缘的为颈部，覆盖于球结膜上的为体部。按其发展与否可分为进行性和静止性。

3. 心理－社会状况 较大的胬肉影响眼部外观，并容易复发，会造成患者的焦虑情绪。

【护理诊断及合作性问题】

1. 感知改变 与翼状胬肉遮盖瞳孔有关。

2. 自我形象紊乱 与胬肉生长而影响美容有关。

3. 知识缺乏 缺乏翼状胬肉的防治知识。

【护理措施】

1. 一般护理 小而静止的翼状胬肉患者，无需治疗者，定期复查。

2. 治疗护理 进行性胬肉未侵及瞳孔且不影响视力时，局部可用糖皮质激素眼药水滴眼；手术是治疗胬肉的有效方法。

3. 健康指导 户外活动时，可戴防护眼镜，减少风沙、紫外线等对眼部的刺激。

六、干眼症

干眼症（Dry Eye Syndrome），是指各种原因引起泪液分泌数量下降或质量改变而导致泪膜功能异常者。又称角结膜干燥症（Keratoconjun Ctivitis Sicca，KCS）。

【病因及发病机制】

泪液质和量的动力学异常。通常分为两类：泪液分泌不足型和蒸发过强型。

【护理评估】

1. 健康史 评估患者有无导致泪液生成不足的病史，如维生素A缺乏、营养不良、眼化学伤等；评估患者有无导致泪液蒸发过强的职业或病史，如长期电脑作业、睑外翻、睑裂闭合不全等。

2. 临床表现 最常见的症状为双眼干涩、异物感，其他还有烧灼感、眼痒、畏光、易视疲劳等。较严重者眼睛红肿、充血、角质化，长期伤害则会造成角结膜病变，并会影响视力。

3. 辅助检查 泪膜破裂时间、泪液分泌试验、角膜荧光素染色等检查。

【护理诊断及合作性问题】

1. 舒适度改变 干涩感、异物感，与角结膜缺乏泪液润滑有关。

2. 知识缺乏 缺乏疾病预防和治疗的相关知识。

【护理措施】

1. 饮食指导　多吃富含维生素、胡萝卜素、钾、镁等离子的新鲜蔬菜、水果。

2. 药物护理　常用药物有人工泪液、环胞素 A 滴眼液。

3. 减少泪液蒸发　戴硅胶眼罩、湿房镜或用泪小点封闭治疗。

4. 健康指导　注意用眼卫生，避免长时间阅读和使用电脑，避免接触烟雾粉尘及空调环境。

第三节　角膜病患者的护理

一、细菌性角膜炎

细菌性角膜炎（Bacterial Keratitis）又称细菌性角膜溃疡，为细菌感染角膜所引起的急性化脓性角膜炎症。

【病因及发病机制】

多由于角膜外伤后被感染所致，常见的致病微生物有表皮葡萄球菌、金黄色葡萄球菌、肺炎双球菌、链球菌、绿脓杆菌等；眼部及全身的免疫力低下也可引发角膜易于感染，如慢性泪囊炎、长期使用糖皮质激素、糖尿病等。

【护理评估】

1. 健康史

(1) 了解患者有无角膜外伤史，如异物擦伤角膜、用力揉眼或长期佩戴角膜接触镜。

(2) 了解患者有无慢性泪囊炎、倒睫、糖尿病、维生素缺乏等病史。

2. 临床表现

(1) 症状　发病急，可在角膜外伤后 1 ~ 2 天发病。有明显的眼痛、畏光、流泪、异物感、视力下降等症状，伴较多的脓性分泌物。

(2) 体征　不同的致病菌有不同的体征，常见的体征有眼睑肿胀，结膜充血，呈睫状充血或混合充血，球结膜水肿，角膜上皮缺损，角膜基质浸润及溃疡，前房积脓，甚至角膜穿孔。

3. 心理 - 社会状况　本病患眼疼痛剧烈，危及视力，患者易产生紧张、焦虑等情绪，对工作、学习和生活造成一定的影响。

4. 辅助检查　角膜溃疡刮片、细菌培养和药物敏感实验。

【护理诊断及合作性问题】

1. 急性疼痛　眼痛，与角膜炎症刺激有关。

2. 感知改变　视力下降，与角膜溃疡有关。

3. 潜在并发症　角膜溃疡、穿孔、眼内炎，与严重的角膜溃疡有关。

4. 焦虑　与担心疾病难以治愈而影响生活和工作有关。

5. 知识缺乏 缺乏防治细菌性角膜炎的相关知识。

【护理措施】

1. 一般护理

（1）床边隔离，严禁与内眼手术患者同住一室，物品消毒，避免交叉感染。

（2）合理饮食，避免剧烈活动，切勿揉眼、用力咳嗽，保持大便通畅，防止角膜穿孔。

2. 治疗护理

（1）抗感染治疗，按医嘱选用高浓度的抗生素眼药。

（2）散瞳。

（3）药物治疗无效或已经穿孔，应考虑行角膜移植。

3. 病情观察 严密观察患者角膜刺激征、病灶分泌物、角膜有无穿孔等情况，如出现异常，立即通知医生并协助处理。

4. 预防角膜穿孔的护理

（1）滴眼药及换药时动作要轻柔，勿压迫眼球。

（2）告知患者勿用力排便、咳嗽、打喷嚏及埋头捡拾物品等，避免增加腹压。

（3）深层角膜溃疡，后弹力层膨出者，采用绷带加压包扎，必要时应用降眼压药物。

5. 心理护理 耐心向患者介绍角膜炎症的治疗方法及预后，消除其紧张、焦虑心理。

6. 健康指导

（1）预防角膜外伤，积极治疗慢性泪囊炎、糖尿病等疾病。

（2）戴角膜接触镜者，应注意操作仔细，保证卫生无菌，避免角膜划伤及感染，尽量减少佩戴次数和时间。

二、单纯疱疹病毒性角膜炎

单纯疱疹病毒性角膜炎（Herpes Simplex Keratitis，HSK）是由单纯疱疹病毒感染引起的非化脓性角膜炎症。临床较为常见，在角膜病的致盲率中占首位。任何年龄均可发生，单眼多见，病程长，易反复感染。

【病因及发病机制】

单纯疱疹病毒分为两型。单纯疱疹病毒性角膜炎多数是由Ⅰ型感染所致，少数是由Ⅱ型引起。单纯疱疹病毒性角膜炎多系原发感染后的复发，原发感染常发生于幼儿时期。当机体抵抗力下降，如患感冒等发热疾病后，或使用糖皮质激素、免疫抑制剂等药物时，可引起潜伏的病毒复发感染。

【护理评估】

1. 健康史

（1）患者多有上呼吸道感染或其他发热病史，或曾使用糖皮质激素、免疫抑制剂等病史。

（2）多次反复发作者，具有特定的诱因，如疲劳、酗酒、上呼吸道感染等引起角膜感染复发，多为单侧发病。

2. 临床表现

（1）*原发感染* 多见于6个月至5岁的小儿，幼儿可有发热、耳前淋巴结肿大、唇部皮肤疱疹，有自限性。体征可见眼睑疱疹滤泡性结膜炎或点状、树枝状角膜损害。

（2）*复发感染* 主要见于成年人，一般病程长，治愈后如有诱因可复发，如疲劳、酗酒、上呼吸道感染等。患眼可有轻微眼痛、畏光、流泪、眼痉挛、视力下降等。

（3）*常见分型* 点状、树枝状角膜炎；地图状角膜炎；角膜基质炎。

3. 心理-社会状况 本病反复发作，病程较长，严重影响视功能，患者易出现烦躁及悲伤等情绪。应积极动员患者家庭成员、亲属、朋友等，给予患者更多的支持和帮助。

4. 辅助检查 实验室检查有助于诊断。

【护理诊断及合作性问题】

1. 疼痛 眼痛，与角膜炎症反应有关。

2. 感知改变 视力障碍，与角膜混浊程度有关。

3. 潜在并发症 角膜穿孔、虹膜睫状体炎。

4. 焦虑、恐惧 与疾病反复发作、病程持续时间长、担心预后不良有关。

【护理措施】

1. 一般护理

（1）保证充分的休息，病房要适当遮光，避免强光刺激，外出宜加盖眼垫，避免继发细菌感染。

（2）合理饮食。

2. 治疗护理

（1）使用抗病毒眼药水、眼药膏。

（2）有虹膜睫状体炎时，应用散瞳剂。

（3）遵医嘱应用糖皮质激素。

3. 病情观察 严密观察病情，注意角膜炎症的进展。

4. 健康指导

（1）注意休息，生活、工作有规律。避免疲劳和精神过度紧张，增强体质，预防感冒，降低复发率。

（2）合理饮食，多食水果、蔬菜，保持二便通畅。

（3）在使用糖皮质激素眼药水者，要告知患者按医嘱及时用药。停用时，要逐渐减量，不能随意增加使用次数和停用，并告知其危害性。

三、真菌性角膜炎

真菌性角膜炎（Fungal Keratitis）是由致病真菌引起的感染性角膜炎。

【病因及发病机制】

当外伤、手术或长期应用抗生素、糖皮质激素以及机体抵抗力下降时，可使非致病的真菌变为致病菌，引起角膜真菌感染，常见的致病菌为曲霉素。

【护理评估】

1. 健康史

（1）多见于农忙季节，有植物叶片擦伤角膜病史。

（2）有长期使用抗生素及糖皮质激素史。

2. 临床表现

（1）症状　病程进展缓慢，自觉症状较轻，早期可有眼部异物感，轻度疼痛、畏光、流泪等。

（2）体征　结膜混合充血明显，角膜病变初期在局部形成灰白色的浸润灶，1 周或更长时间后形成溃疡，可有少量黏液性分泌物。溃疡形状不规则，外观粗糙而隆起，似牙膏样或苔垢样。溃疡周围有向四周蔓延的浸润，呈伪足状，可形成所谓的“卫星灶”，也可伴有前房积脓，脓液黏稠，无典型的液平面。如不及时治疗或治疗无效，易发生真菌性眼内炎。

3. 心理－社会状况　了解患者对疾病的认知程度，注意有无紧张、焦虑、恐惧等心理变化。

4. 辅助检查　角膜溃疡刮片检查可见到真菌菌丝。共焦显微镜可直接发现病原微生物。

5. 鉴别诊断　真菌性角膜炎与细菌性角膜炎的鉴别见表 3－1。

表 3－1　真菌性角膜炎与细菌性角膜炎的鉴别

鉴别项目	真菌性角膜炎	细菌性角膜炎
诱因	植物性角膜外伤	一般性角膜外伤
起病	起病缓，发病慢	起病急，发展快
刺激症状	溃疡重，刺激症状轻	轻重与溃疡一致
分泌物	黏液性	脓性
溃疡性态	不规则，表面粗糙，边缘清楚，坏死组织如苔垢状，无黏性，易刮下	圆形，表面光滑、湿润，边缘模糊，坏死组织呈黏性，不易剥下
病原体检查	刮片可见孢子或菌丝	细菌培养可为阳性
治疗	抗真菌药物	抗细菌药物

【护理诊断及合作性问题】

1. 感知改变　视力障碍，与角膜炎症影响有关。

2. 潜在并发症　角膜穿孔、眼内炎，与严重溃疡或治疗不及时有关。

3. 焦虑　与病程长、担心预后不良有关。

4. 知识缺乏　缺乏真菌性角膜炎的防治知识。

【护理措施】

1. 治疗护理

（1）清除病灶　表面麻醉下刮除溃疡面坏死组织，以5%碘酊烧灼。

（2）抗真菌药物　遵医嘱正确应用抗真菌药物，白天滴眼药水，睡前涂眼药膏。临床治愈后坚持用药1～2周，以防复发。

（3）散瞳　有虹膜睫状体炎者，应用1%的阿托品眼药水或眼药膏，点眼后应压迫泪囊部2～3分钟。

2. 病情观察　有植物引起的角膜外伤史者、长期应用广谱抗生素及糖皮质激素者，应严密观察病情，注意真菌性角膜炎的发生。

3. 心理护理　认真介绍有关的防护知识，消除其焦虑情绪，充分调动患者治疗疾病的积极性。

4. 健康指导　防止角膜外伤；避免滥用抗生素和激素。

第四节　青光眼患者的护理

一、急性闭角型青光眼

急性闭角型青光眼（Acute Angle－Closure Glaucoma，ACG），是以眼压异常升高，视功能减退和眼组织损害，引起视乳头凹陷性萎缩、视野缺损为特征的眼病。青光眼是主要的致盲眼病之一，若能及早诊治，多数患者可避免失明。

根据前房角形态、病因机制及发病年龄这三个主要因素，将青光眼分为原发性青光眼、继发性青光眼和先天性青光眼三大类。根据眼压升高时前房角的开放状态，原发性青光眼又分为闭角型青光眼和开角型青光眼。原发性闭角型青光眼又可分为急性和慢性两种。

【病因及发病机制】

病因尚未充分阐明，目前认为与眼球异常的解剖结构和激发因素有关。

1. 解剖因素　眼轴短、角膜小、前房浅、房角窄、晶状体较厚及位置前移等。

2. 诱发因素　情绪激动、暗室停留时间过长、局部或全身应用抗胆碱类药物及长时间阅读和疲劳等。

【护理评估】

1. 健康史

（1）患者大多有家族遗传史。

（2）发病前有无情绪激动、疲劳等诱发因素发生。

2. 临床表现　急性闭角型青光眼有以下几个不同的分期（临床阶段），各期有其一定的特点。

（1）临床前期　当一眼已被确诊为本病，另一眼只要具有前房浅、房角窄等解剖因素即为临床前期。

（2）前驱期（先兆期）　表现为一过性或反复多次的小发作，轻度的眼部胀痛伴同侧偏头痛、视力减退、鼻根部酸胀；可查见睫状充血、角膜轻度雾状混浊、眼压略高，经充分休息后上述症状和体征可自行缓解。

（3）急性发作期　突然发作剧烈的眼胀、眼痛、雾视、虹视、视力急剧下降（甚至仅余光感）等，伴剧烈的头痛、恶心、呕吐。眼睑水肿，球结膜水肿，混合充血；角膜水肿，呈雾状或毛玻璃状；瞳孔中等散大，常呈竖椭圆形，对光反射迟钝或消失；虹膜纹理不清，后期可留有萎缩区；前房极浅，周边部前房几乎完全消失，房角镜检查可见房角完全关闭；眼压升高，可高达50mmHg以上，指测眼压时眼球坚硬如石。

（4）间歇期　急性发作缓解后，前房角重新开放，眼压恢复正常，病情得以暂时缓解。

（5）慢性期　急性发作期症状没有全部缓解迁徙而来，房角广泛粘连，小梁网功能严重损害，眼压中度升高。当病情发展到一定阶段时，眼底可见青光眼性视盘凹陷（青光眼杯），并有相应的视野缺损。

（6）绝对期　眼压持续升高，但患者已能耐受，视力完全丧失，偶可因眼压过高或角膜变性而出现顽固性眼痛、头痛。

3. 心理－社会状况　急性闭角型青光眼发病急骤，眼痛、眼胀、视力下降等症状明显，导致患者担心其预后，产生紧张、焦虑、暴躁、恐惧、绝望等不良情绪。

4. 辅助检查　眼压检查、视野检查、前房角镜检查、超声生物显微镜检查。

【护理诊断及合作性问题】

1. 疼痛　眼痛伴偏头痛，与眼压升高有关。

2. 感知改变　视力障碍，与眼压升高致角膜水肿、视网膜及视神经损害有关。

3. 知识缺乏　缺乏急性闭角型青光眼的相关防治及护理知识。

4. 焦虑　对青光眼的预后缺乏信心，担心预后不良。

【护理措施】

1. 一般护理　减少诱发因素。

2. 治疗护理

（1）药物治疗　遵医嘱及时予以降眼压药物，并观察用药反应。①拟副交感神经药（缩瞳剂）。②碳酸酐酶抑制剂：常用乙酰唑胺。③β－肾上腺能受体阻滞剂：常用0.25%～0.5%噻吗洛尔滴眼液抑制房水生成，每日滴眼2次。④高渗剂：常用甘露醇注射液250ml静脉快速滴注，30分钟内滴完。⑤辅助药物：神经营养药物可起到一定保护视神经的作用。必要时可给予止吐、镇静、安眠药物。

（2）手术治疗　急性闭角型青光眼的根本治法是手术治疗，以防复发。

3. 病情观察　给予降眼压药物和缩瞳剂时，注意观察药物的副作用。如患者出现异常反应，应立即报告医生，及时做相应的处理。

4. 心理护理　根据青光眼患者性情急躁易怒的特点，做好患者的心理疏导；指导患者掌握放松技巧，如深呼吸、静坐等，以缓解其急躁、紧张、焦虑的心理。

5. 健康指导

（1）本病是重要而常见的致盲眼病，加强宣传，对有家族史者，或眼科检查存在前房浅、房角窄等解剖特点者，应密切观察眼压，以便早期诊断与治疗。

（2）对已确诊的患者，说明坚持用药、定期复查的重要性。指导患者及家属学会自我监测病情，一旦出现眼痛、头痛、视力下降等症状者，要及时到医院诊治。

（3）保证充足的睡眠，避免情绪激动，如过度兴奋、暴怒等。

（4）避免长时间阅读或在黑暗环境中停留时间太久。

（5）避免短时间内饮水量过多（一次饮水量少于300ml为宜），以免加重病情或引起发作。

二、开角型青光眼

开角型青光眼（Open－Angle Glaucoma，OAG）是一种发病缓慢，因眼压长期升高而致特征性的视乳头变化、视野缺损甚至失明的眼病，亦称慢性单纯性青光眼。其特点是发病隐匿，进展缓慢，发作时眼压虽然升高，但房角始终是开放的。本病男性略多于女性，多双眼发病。

【病因及发病机制】

病因不是十分清楚，一般认为由于房水排出通道变性所致。

【护理评估】

1. 健康史 多有青光眼家族遗传史。

2. 临床表现

（1）症状 本病发病隐匿，早期自觉症状不明显或无自觉症状。病变多至晚期出现视野缩小、视力减退等视功能严重损害时才被发现。

（2）体征 ①眼压：早期眼压不稳定，波动较大，激发试验发现阳性体征。随着病情的发展，眼压可为轻度或中度升高，一般不出现突然增高的急性发作。②视野：典型的早期视野改变为旁中心暗点、弓形暗点；随着病情的发展，可出现鼻侧阶梯、环形暗点；晚期仅存颞侧视岛和管状视野。③眼底：视盘生理凹陷进行性扩大和加深；杯盘比（C/D）>0.6；双眼凹陷不对称，C/D差值>0.2；视乳头上或其周围浅表线状出血，视网膜神经纤维层缺损。

3. 心理－社会状况 开角型青光眼不仅可引起视野改变，还可造成黄斑功能受损，严重影响其工作和生活，故常表现出焦虑、烦躁心理，并因担心愈后视力恢复不佳而产生悲观情绪。

4. 辅助检查 24小时眼压测定、眼压描记、饮水试验、Goldmann视野计超阈值静点检查、视觉电生理检查等。

【护理诊断及合作性问题】

1. 感知改变 视野缩小及视力下降，与眼压升高、视神经纤维受损有关。

2. 焦虑 与担心疾病预后不良有关。

3. 知识缺乏 缺乏开角型青光眼相关的防治知识。

【护理措施】

1. 治疗护理

（1）*药物治疗* 参照急性闭角型青光眼的护理。

（2）*激光治疗* 药物治疗不理想，可选用氩激光小梁成形术。

（3）*手术治疗* 最常用的是滤过性手术（小梁切除术）。

2. 病情观察 应注意24小时眼压的检测，以便了解眼压的控制情况，同时观察患者的视野改变情况。

3. 心理护理 向患者传授有关本病的防治知识，协助患者克服焦虑情绪，树立积极治疗疾病、战胜疾病的信心。

4. 健康指导

（1）有开角型青光眼家族史者，应嘱其定期检查，便于及时发现病情，及早诊断与治疗。

（2）开角型青光眼经治疗后，即使眼压得以控制，仍应指导患者每3～6个月按时进行复查，包括眼压、眼底、视野和视力的检查。

三、先天性青光眼

先天性青光眼（Congenital Glaucoma）是由于胚胎发育时期，前房角发育异常，导致眼压升高的一类青光眼。

【病因及发病机制】

本病病因尚不完全清楚。一般认为，先天性青光眼属常染色体显性、隐性或多因素遗传病，常伴其他先天异常，如虹膜缺损、先天性白内障及心脏病等。

【护理评估】

1. 健康史

（1）*婴幼儿型青光眼* 指3岁以内发病的先天性青光眼，约50%的病例出生时就有临床表现，80%的病例在1岁内出现症状。评估其有无家族遗传史。

（2）*青少年型青光眼* 指在6岁以后、30岁以前发病的先天性青光眼。

2. 临床表现

（1）*婴幼儿型青光眼* 畏光、流泪、眼睑痉挛、不肯睁眼等症状，检查可见眼球扩大，前房加深，呈轴性近视。角膜增大，横径常>12mm；角膜上皮水肿，外观呈雾状混浊。眼压升高，眼底可见青光眼性视乳头凹陷，且出现早、进展快。

（2）*青少年型青光眼* 早期一般无自觉症状，可出现虹视、眼胀、头痛等症状。其房角多数是开放的，视野、眼底表现与开角型青光眼相似。眼压升高，但波动较大。

3. 心理－社会状况 注意家庭成员对患儿疾病的认知程度，应注意较大儿童会出现恐惧、孤单、悲哀等心理变化。

4. 辅助检查 超声波测量和随访眼轴长度的变化，在全麻下可进行眼压测量、前房角镜检查等。

【护理诊断及合作性问题】

1. 感知改变 视力下降、视野缩小，与眼压升高、视神经受损等有关。

2. 潜在并发症 前房出血、眼球破裂。

3. 知识缺乏 与患者或家属缺乏对该病的防治知识有关。

【护理措施】

1. 治疗护理

（1）药物治疗多不敏感，一旦确诊应及早进行手术治疗，如房角切开术、小梁切开术等。

（2）手术护理参照内眼手术的护理常规。

2. 病情观察 眼球明显增大的患儿，应特别注意保护患眼，避免意外伤害。

3. 心理护理 向家庭主要成员宣讲本病的有关防治知识，对于年龄较大的患儿要正确引导，消除其悲观、消极情绪，帮助其建立良好的人际关系。

4. 健康指导

（1）婴幼儿如出现畏光、流泪及不肯睁眼者，应及时到医院检查；如确诊为本病，应积极进行手术治疗。

（2）婴幼儿青光眼眼压控制后，还应尽早采取适当的措施以纠正其他伴发疾病。

第五节　白内障患者的护理

白内障（Cataract）指晶状体混浊，目前已成为主要的致盲病之一。根据发病原因，可分为年龄相关性、糖尿病性、外伤性、并发性等白内障。根据发病时间，可分为先天性、后天性白内障。根据混浊部位的不同，可分为皮质性、核性、后囊膜下白内障。

本节重点介绍年龄相关性白内障及先天性白内障。

一、年龄相关性白内障

年龄相关性白内障（Age－Related Cataract）又称老年性白内障，是居全世界首位的致盲性眼病。

【病因及发病机制】

本病由多种因素综合作用所致，是晶状体老化的退行性变。职业、糖尿病、高血压、营养状况、紫外线辐射等危险因素与白内障的形成有关。

【护理评估】

1. 健康史 评估患者有无营养不良、紫外线照射等，了解患者以往的诊治经过。年龄越大，发病率越高。

2. 临床表现

（1）症状　视物模糊并呈渐进性视力下降，偶见单眼复视或多视。

（2）体征　按晶状体混浊开始形成的部位，分为皮质性、核性、后囊膜下白内障。

①皮质性白内障：此型最为常见，按病程可分为四期，即初发期、未成熟期、成熟期、过熟期。②核性白内障：发病年龄较早，一般40岁左右开始，进展缓慢。早期视力多不受影响，随着晶状体混浊密度的增加，屈光指数增强，出现近视状态，但此型较少见。③后囊膜下白内障：由于混浊位于视轴，早期即出现视力障碍，后期可合并晶状体皮质和核混浊，进而发展为成熟期白内障。

3. 辅助检查　裂隙灯显微镜检查、视觉电生理、眼部B超、角膜内皮细胞计、生物学测量等。

【护理诊断及合作性问题】

1. 感知改变　视力障碍，与晶状体混浊有关。

2. 焦虑　与视物模糊、担心手术疗效有关。

3. 自理缺陷　与视力下降有关。

4. 潜在并发症　继发性青光眼、晶体过敏性葡萄膜炎、晶体脱位、人工晶体异位。

【护理措施】

1. 心理护理　向患者介绍白内障的相关防治知识、手术前后的注意事项，增强患者的信心，使之积极配合。

2. 一般护理

（1）根据不同患者的情况予以不同类型的饮食，如合并糖尿病患者予以糖尿病饮食，高血压患者予以低盐低脂饮食。

（2）结合患者的年龄、视力、有关全身疾病等因素，评估患者的自理能力和全身状况，并进行健康指导。

3. 术前护理

（1）应做好眼位配合训练，以便能配合手术顺利进行。

（2）做好术前准备，如冲洗泪道、结膜囊冲洗、滴抗生素眼水等。

（3）协助做好术前检查，如视功能、眼压、角膜曲率、眼轴、血压、血糖等。

（4）术前半小时散瞳。

4. 术后护理

（1）观察术眼辅料是否干燥，若有渗血、渗液等，应及时告知医生并对症处理。

（2）若术后患者眼部不适，应评估不适的性质、程度，及时告知医生并给予处理。

（3）指导患者正确舒适的体位，保护术眼，避免外力碰撞，注意大便通畅。

5. 病情观察　注意患者的一般情况，如血糖、精神状态等，以免发生并发症。

6. 健康指导

（1）向白内障患者及家属讲解有关白内障的防治知识。

（2）注意术后眼部卫生，避免外力作用于头部及术眼。

（3）教会患者滴眼液的方法，按医嘱坚持滴眼、复诊。

（4）患者术后3个月屈光状态稳定时，可予以验光配镜。

二、先天性白内障

先天性白内障（Congenital Cataract）指出生前就存在或出生后才渐渐形成的先天遗传或发育障碍的白内障。

【病因及发病机制】

各种影响胎儿晶状体发育的因素都可引起先天性白内障，见于遗传因素、环境因素和原因不明三类。

【护理评估】

1. 健康史 评估母亲是否存在家族病史，或妊娠期间是否受环境影响，以及用药情况、患儿的发病时间与诊治经过。

2. 临床表现

（1）症状 视物不清或不能注视。

（2）体征 晶状体出现不同形状、不同程度的混浊，常见的有前极白内障、后极白内障、冠状白内障、点状白内障、绕核性白内障、核性白内障、全白内障、膜性白内障等，同时还可能会伴有眼球震颤、斜视、弱视、先天性小压球、视网膜脉络膜病变等。

3. 辅助检查 眼部B超、生物学测量等。

【护理诊断及合作性问题】

1. 感知改变 与晶状体混浊、视力障碍有关。

2. 家庭运作改变 与父母担心术后视力是否提高有关。

3. 潜在并发症 弱视、斜视，与视功能发育受到抑制有关。

【护理措施】

1. 心理护理 向家长讲解有关先天性白内障的防治措施、手术治疗的必要性及预后等，消除患儿家长的顾虑，积极配合治疗。

2. 一般护理

（1）饮食注意营养搭配，蛋白质和维生素兼顾。

（2）病室内保持清洁、安静、空气流通、光线柔和。

3. 治疗护理

（1）指导患儿家长遵医嘱尽早手术，以免导致形觉剥夺性弱视。

（2）术前完善相关检查，全麻前6~8小时禁食水。进行局部抗生素激素滴眼、冲洗泪道、结膜囊冲洗、散瞳等术前常规操作。

（3）术后点糖皮质激素滴眼液，密切观察眼压的变化。

（4）建议晶体摘除术的患儿在2周岁后植入人工晶体；对不能植入人工晶体者，可用框架眼镜或角膜接触镜矫正。

（5）已发生弱视的患儿，应进行正确的弱视训练。

4. 病情观察

（1）观察视力情况。

（2）观察晶体混浊部位、程度及瞳孔变化。

（3）观察有无斜视、眼球震颤、先天性小眼球等其他眼部异常。

（4）术后观察视力、眼压、切口闭合、角膜、前房、人工晶状体位置等情况，并与医生沟通。

（5）全麻术后，去枕平卧4～6小时，观察患儿的面色、口唇颜色及呼吸道是否通畅。

5. 健康指导

（1）向患儿家长讲解先天性白内障的病因、发病机制，注意优生优育及妊娠期健康防护。

（2）让家长明白早发现、早治疗的重要性。

（3）对于视力极差或手术效果不佳者，应做低视力康复教育及治疗。

（4）指导患儿家长正确使用滴眼液、眼膏，定期复查。

第六节　葡萄膜病与视网膜病患者的护理

葡萄膜病以炎症最为常见，多发于青壮年，常合并有全身免疫性疾病，反复发作，是常见的一类致盲病。

一、虹膜睫状体炎

虹膜睫状体炎（Iridocyclitis）为虹膜炎和睫状体炎的总称，属于前葡萄膜炎。前葡萄膜炎多合并有风湿性疾病，如强直性脊椎炎、风湿性关节炎等。

【病因及发病机制】

临床上可将病因归纳为三类：①外因性：病原体直接进入眼内或非感染性因素引起虹膜睫状体炎症反应。②继发性：眼球附近组织的炎症或眼内组织病变释放的毒素致病。③内因性：病原体或其产物经血液循环或房水循环，或自身免疫异常致病。

【护理评估】

1. 健康史　评估有无外伤、感染、全身免疫性疾病病史及诊治经过。

2. 临床表现

（1）症状　眼部疼痛、畏光、流泪和视力减退。

（2）体征　睫状充血或混合性充血，角膜后沉着物，呈点状、尘状、羊脂状，房水闪辉，严重时可有前房积脓，瞳孔缩小，对光反射迟钝，炎症渗出物可使瞳孔膜闭，散瞳后部分粘连不能散开，瞳孔呈梅花状或不规则状。

3. 辅助检查　血常规、血沉、抗“O”、类风湿因子等。

【护理诊断及合作性问题】

1. 感知改变　视力下降，与角膜后沉着物、房水混浊、晶状体面色素沉着等体征有关。

2. 舒适改变　眼痛，与眼部炎症有关。

3. 焦虑　与视力障碍、眼睛疼痛和疾病治疗效果有关。

4. 自理缺陷 与视力下降、环境陌生有关。

5. 潜在并发症 并发性白内障、继发性青光眼等。

【护理措施】

1. 心理护理 耐心向患者解释病情及治疗、预后情况，使之积极配合治疗。

2. 一般护理

（1）饮食宜清淡，注意蛋白质与维生素的搭配，忌生冷、辛辣食物。

（2）室内光线宜柔和，户外活动注意避免强光刺激。

3. 治疗护理

（1）尽快散瞳，用复方托吡卡胺眼药水或阿托品眼膏，并注意散瞳剂的副作用。

（2）局部、全身应用糖皮质类激素，注意血压、眼压的变化。

（3）非甾体抗炎药和抗感染药物的应用。

（4）眼部热敷、超短波理疗。

（5）合并全身免疫性疾病时，请专科医生会诊。

4. 病情观察

（1）观察视力、眼压的变化。

（2）观察睫状充血、角膜后沉着物、房水、虹膜、晶状体、玻璃体、视网膜的变化。

（3）观察瞳孔的大小、形态及瞳孔对光反射的变化。

（4）使用糖皮质激素后可引起激素性青光眼、向心性肥胖、胃出血、骨质疏松等并发症，应注意观察。

（5）观察是否出现口腔或外生殖器皮肤黏膜溃疡、白癜风、睫毛或眉毛等改变。

5. 健康指导

（1）向患者及家属介绍虹膜睫状体炎的常见病因、预防措施、预后、用药及药物的副作用。

（2）生活规律，锻炼身体，增强体质。

（3）积极治疗全身疾病，积极复诊。

二、视网膜中央动脉阻塞

视网膜中央动脉阻塞（Central Retinal Arteral Occlusion，CRAO）是指视网膜中央动脉或其分支阻塞，使其供给营养的视网膜缺血、坏死，从而导致不同范围或程度的视力损害。

【病因及发病机制】

常因筛板水平的粥样硬化栓塞所致。病因复杂，多是几种因素综合作用的结果，如动脉管腔狭窄、血管痉挛、血管栓塞、血液黏稠度增高、眼内压或眶内压增高致血管外部受压迫等。

【护理评估】

1. 健康史 评估患者心血管病史及危险因素，评估视力骤降的时间及诊疗经过。

2. 临床表现

（1）症状 视力急剧下降或视野缺损。

（2）体征　患眼瞳孔散大，直接对光反射极度迟缓，间接对光反射存在。眼底表现为视网膜混浊水肿，后极部尤为明显，混浊水肿呈苍白色或乳白色，中心凹呈樱桃红斑。视网膜血管变细，偶见视网膜出血。数周后，视网膜水肿消退，中心凹樱桃红斑也消失，遗留苍白色视盘和细窄的视网膜动脉。

3. 辅助检查　视野、眼底荧光造影、眼电生理。

【护理诊断及合作性问题】

1. 感知改变　突然视力丧失或视野缺损，与视网膜动脉阻塞有关。

2. 自理缺陷　与视力骤降甚至丧失有关。

3. 恐惧　与视力突然下降或视野缺损有关。

4. 潜在并发症　视神经萎缩等，与病情严重、治疗不及时有关。

【护理措施】

1. 心理护理　耐心解释病情及治疗情况，消除不良的心理障碍及恐惧感，帮助患者树立战胜疾病的自信心，积极配合治疗。

2. 生活护理　为患者提供不能自理部分的帮助，将物品定位放置，并列于患者方便取放的位置。告知患者饮食宜清淡、易消化，忌烟酒。

3. 治疗护理　本病属于眼科第一急症，一旦确诊应立即配合医生对患者进行救治。

（1）立即安排患者平躺休息，中流量吸氧，监测生命体征。白天每小时吸10分钟，95%氧气和5%二氧化碳混合气体，晚上每4小时吸入10分钟。

（2）扩张血管。立即吸入亚硝酸异戊酯或舌下含化硝酸甘油片；球后注射山莨菪碱，注射后需间断按压注射点5～10分钟。

（3）降低眼压。按摩眼球，或前房穿刺，或20%甘露醇快速静脉滴注，以降低眼压。

（4）营养神经。选用弥可保、胞磷胆碱、磷酸肌酸钠等。

4. 病情观察

（1）密切观察患者的视力变化及生命体征。

（2）监测瞳孔大小及瞳孔对光反射的变化。

5. 健康指导

（1）向患者及家属介绍本病的发生发展、治疗目的、治疗配合的相关知识。

（2）如有高血压、糖尿病、冠心病、高血脂、动脉粥样硬化等患者，应定期去相应的专科诊治。

（3）生活规律，饮食合理，适度活动，避免劳累。

三、视网膜中央静脉阻塞

视网膜中央静脉阻塞（Retinal Vein Occlusion，RVO）是以视网膜中央静脉迂曲，沿静脉分布区域的视网膜大片火焰状浅层出血、水肿及渗出为主要特征，视力及视功能严重损害的疾病。根据阻塞部位的不同，可分为总干阻塞、半侧阻塞和分支阻塞。

【病因及发病机制】

本病的病因复杂，为多种因素所致。

1. 血管壁的改变 动脉硬化、静脉壁的炎症或损失。

2. 血液成分的改变 高脂血症、高蛋白血症或纤维蛋白原增高等。

3. 血流动力学的改变 高眼压、心血管疾病等。

【护理评估】

1. 健康史 评估患者心血管病史及危险因素，以及视力骤降的时间及诊疗经过。

2. 临床表现

(1) 症状 视力不同程度地下降。

(2) 体征 视网膜静脉扩张、迂曲，视网膜水肿，视网膜火焰状或片状出血，视盘水肿。临床上分为缺血型与非缺血型，缺血型的病变及预后比非缺血型严重。

【护理诊断及合作性问题】

1. 感知改变 与突然视力下降或丧失、陌生环境有关。

2. 自理缺陷 与视力骤降甚至丧失、视野缺损有关。

3. 恐惧 与视力障碍或视野缺损有关。

4. 潜在并发症 新生血管性青光眼、玻璃体积血、黄斑囊样水肿，与病情严重或治疗不及时有关。

【护理措施】

1. 心理护理 耐心解释病情及治疗情况，消除其恐惧心理，使之积极配合治疗。

2. 一般护理

(1) 饮食宜清淡，低盐、低脂肪，忌辛辣刺激食物。

(2) 积极做好心理护理，增强患者疾病恢复的自信心。在患者视力未恢复期间协助患者进行生活护理。

3. 治疗护理

(1) 应用抗凝剂，每日检查凝血时间，以免全身性出血。

(2) 改善微循环治疗，选用的药物有丹参、葛根素、血栓通等。

(3) 营养神经，选用的药物有弥可保、胞磷胆碱、磷酸肌酸钠等。

(4) 激光治疗，可减少毛细血管渗漏，预防新生血管形成，防止玻璃体积血。

4. 病情观察

(1) 观察患者视力恢复的情况。

(2) 观察患者视网膜出血、渗出灶吸收情况及眼压情况。

(3) 注意全身生命体征的变化，如血压、血糖等。

5. 健康指导

(1) 向患者及家属介绍本病的发生发展、治疗目的、治疗配合的相关知识。

(2) 如有高血压、糖尿病、冠心病、高血脂、动脉粥样硬化的患者，应定期去相应的专科诊治。

(3) 生活规律，情绪稳定，适当活动，定期复诊。

四、糖尿病性视网膜病变

糖尿病性视网膜病变（Diabetic Retinopathy，DR）是糖尿病患者的视网膜血管疾病。

【病因及发病机制】

高血糖症引起眼底毛细血管内皮细胞损伤、管腔变窄、内皮屏障失代偿。

【护理评估】

1. 健康史 评估患者有无糖尿病病史，了解诊疗经过。

2. 临床表现

（1）症状 患者早期可无自觉症状，随着病变的发展，可有视物模糊、视物变形、眼前黑影飘动等。

（2）体征 微动脉瘤、出血斑点、硬性渗出、絮状渗出、黄斑水肿、视网膜新生血管、视网膜前出血、玻璃体积血、牵拉性视网膜脱离等。

3. 辅助检查 眼底荧光血管造影、视野、OCT、血液生化检查。

【护理诊断及合作性问题】

1. 感知改变 与视力下降或丧失、陌生环境有关。

2. 自理缺陷 与视力减退、视野缺损有关。

3. 恐惧 与视力障碍或视野缺损有关。

4. 潜在并发症 新生血管性青光眼、玻璃体积血、黄斑囊样水肿、视网膜脱离，与病情严重或治疗不及时有关。

【护理措施】

1. 心理护理 耐心解释病情及治疗情况，使患者积极配合治疗。

2. 治疗护理

（1）积极治疗糖尿病 口服药物或皮下注射胰岛素。遵医嘱记录空腹或三餐后血糖，如有异常及时告知医生，给予处理。

（2）药物治疗 改善微循环、营养神经等药物。

（3）激光治疗 根据眼底荧光血管造影、OCT 检查结果制定激光方案，多用于增殖期行全视网膜光凝。

（4）手术治疗 玻璃体积血长期未能吸收、视网膜脱离、黄斑裂孔等出现时，应采取相应的手术治疗。

3. 病情观察

（1）观察患者的血糖、血压及其生命体征的变化情况。

（2）观察患者的视力恢复情况。

4. 健康指导

（1）向患者及其家属讲解糖尿病及糖尿病视网膜病变的发生发展、治疗目的、治疗配合的相关知识。

（2）同时合并全身疾病的患者，应定期去相应的专科检查、治疗。

（3）坚持糖尿病饮食，生活规律，锻炼身体，增强体质。

（4）指导患者遵医嘱用药，定期复诊并检查眼底，警惕并发症的发生。

第七节　屈光不正、斜视和弱视患者的护理

一、屈光不正

屈光不正包括近视、远视和散光（图3－1）。

近视（Myopia）是指在调节放松的状态下，平行光线经眼的屈光系统后聚焦在视网膜之前。近视眼按度数可分为三类：轻度＜－3.00DS；中度－3.00DS～－6.00DS；高度＞－6.00DS。

远视（Hyperopia）是指当眼调节放松时，平行光线经过眼的屈光系统后聚焦在视网膜之后。远视眼按度数可分为三类：轻度＜＋3.00DS；中度＋3.00DS～＋6.00DS；高度＞＋6.00DS。

散光（Astigmatism）是指眼球在不同的子午线上屈光力不同，形成两条焦线和最小弥散斑的屈光状态。

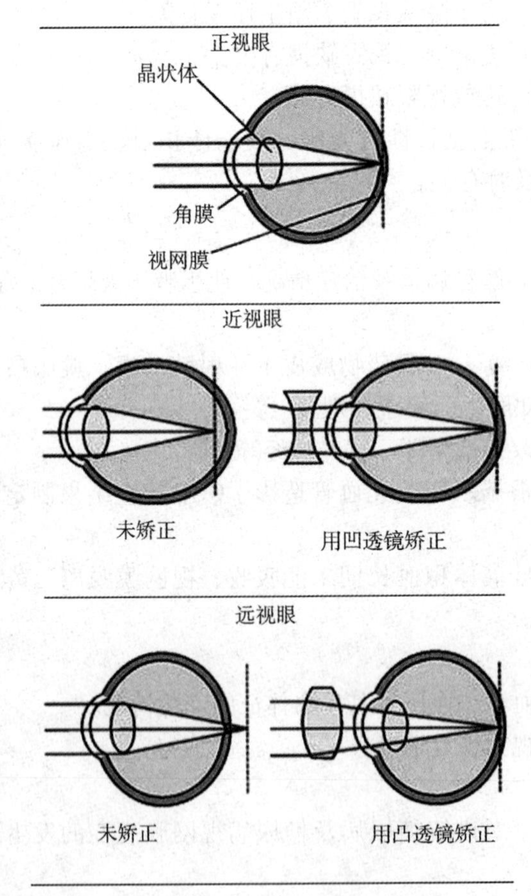

图3－1　正视眼、近视眼、远视眼示意图

【病因及发病机制】

对屈光不正的确切发病机制尚未完全明确，可能与下列因素有关。

1. 遗传因素　一般认为遗传因素参与部分屈光不正的产生。

2. 发育因素　婴幼儿时期眼球较小，常为生理性远视，随着年龄的增长，眼轴逐渐加长并趋于正视，如发育过度则形成近视；若眼球停止发育，眼轴不能达到正常眼的长度则形成远视。

3. 环境因素　照明不足、阅读姿势不良、距离过近或时间过久、角膜炎症、外伤等都与屈光不正的发生有关。

【护理评估】

1. 健康史　评估患者是否有视疲劳及家族史，用眼卫生是否正确，发现屈光不正的时间及诊治经过。

2. 临床表现

（1）症状　①近视眼：远视力下降，但近视力正常。②远视眼：不同程度的视力下降，远、近视力都不好，易视疲劳。③散光：不同程度的视力下降，易视疲劳。

（2）体征　①近视：注视远处物体是眯眼，若为高度近视，眼球突出，眼底退行性改变，有豹纹状眼底、近视弧形斑、脉络膜萎缩，甚至巩膜后葡萄肿、黄斑出血等变化，且由于集合功能相应减弱，引起外隐斜或外斜视。②远视：内斜视、屈光不正性弱视，眼底可见视盘边界小而色红，边界较模糊。③散光：歪头注视以求得较清晰的视力，眼底可见中心凹反光呈条状。

3. 辅助检查　综合验光仪、视网膜电图、同视机、眼底荧光素血管造影。

【护理诊断及合作性问题】

1. 感知改变　与视力降低有关。

2. 舒适改变　与视力降低所致的视物重影、眼胀、头痛等视疲劳症状有关。

3. 知识缺乏　与缺乏屈光不正的防治知识有关。

4. 潜在并发症　视网膜裂孔、视网膜脱离、眼球突出、巩膜葡萄肿等，可能与近视屈光度发展、眼轴延长有关。

【护理措施】

1. 心理护理　细心解释并普及屈光不正的预防治疗和眼睛保健的相关知识，使患者积极配合治疗。

2. 一般护理

（1）培养患儿良好的饮食习惯，不偏食。

（2）工作环境照明亮度要适宜，学习姿势要正确。

3. 治疗护理

（1）验光配镜，用1%阿托品或复方托吡卡胺眼液散瞳验光。

（2）配框架眼镜。

（3）配角膜接触镜。

(4) 手术治疗，如角膜屈光手术、眼内屈光手术、巩膜手术。

4. 病情观察

(1) 观察视力的变化。

(2) 定期监测屈光度的改变。

(3) 注意是否出现屈光不正引起的并发症。

5. 健康指导

(1) 向患者及家属介绍屈光不正的发生发展及治疗的相关知识。

(2) 注意用眼卫生，锻炼身体，增强体质。

(3) 教会患者掌握正确配戴和保养眼镜的方法。

二、斜视

斜视（Strabismus）是指两眼不能同时注视目标，一眼注视目标时另一眼偏离目标，表现为眼位不正。常分为内斜视、外斜视、垂直斜视及特殊类型斜视。

【病因及发病机制】

本病的病因较多，可归纳为以下三点：

1. 解剖因素　某一眼外肌发育过度或发育不全、眼外肌附着点异常，以及眼眶的发育、眶内筋膜结构的异常等。

2. 遗传因素　先天性内斜视原因尚不明确。先天性外斜视有明显的遗传因素，为染色体显性遗传。

3. 调节因素　远视者因调节集合反射过强，形成内斜视。近视者因少用或不用调节，集合力同时减弱，形成了外斜视。

【护理评估】

1. 健康史　发病时间、年龄、诱因、斜视发展情况、治疗及家族史。

2. 临床表现

(1) 症状　眼位不正、偏斜。

(2) 体征　眼轴不平行，一眼偏向内侧或外侧，在散瞳下进行屈光检查，常发现斜视患者有屈光不正。麻痹性斜视常有眼球运动受限。

3. 辅助检查　遮盖试验、角膜映光法、三棱镜法和同视机检查等。

【护理诊断及合作性问题】

1. 感知改变　与视力差、弱视有关。

2. 自卑感　与眼位偏斜、面容受影响有关。

3. 知识缺乏　与缺乏斜视康复和治疗知识有关。

【护理措施】

1. 心理护理　耐心解释斜视的治疗和保健知识，消除焦虑等心理障碍，使患者配合治疗。

2. 治疗护理

(1) 斜视度小者可戴三棱镜矫正，以建立双眼单视功能。

（2）斜视伴有屈光不正时，需戴镜矫正。

（3）伴有弱视者应进行弱视矫正。

（4）斜视角稳定患者、非手术治疗无效者，应及时进行手术治疗。

3. 术前护理

（1）指导患者做好个人卫生。

（2）成人共同性斜视手术目的只是改善外观，要耐心细致地做好解释工作。

（3）儿童需要做好全麻常规术前准备。

4. 术后护理

（1）术后观察辅料是否干燥，有渗出则要与医生及时沟通。

（2）观察患者有无头痛、恶心、呕吐、烦躁等。

（3）全麻者未清醒时，观察口唇色泽是否正常、气道是否通畅、口腔有无分泌物等，并及时与医生沟通。

5. 病情观察　观察眼位变化，定期检测屈光度数的改变。

6. 健康指导　向患者及家属介绍本病的发生发展、治疗目的、治疗配合的相关知识。

三、弱视

弱视（Amblyopia）主要表现为单眼或双眼最好的矫正视力低于0.8，而眼部无明显器质性病变。

【病因及发病机制】

在视觉发育的过程中，由于知觉、运动、传导及视中枢等原因无法使视觉细胞获得充分刺激，视觉发育受到影响而可能发生弱视。

本病的发病机制及类型较多，通常分为以下五类：

1. 斜视性弱视　患者有斜视或曾有过斜视。

2. 屈光参差性弱视　两眼屈光参差较大，致使两眼视网膜成像大小不等、融合困难，屈光不正较重一侧功能受到抑制，日久便形成弱视。

3. 屈光不正性弱视　未经过及时矫正的屈光不正无法使影像成焦在视网膜上，引起弱视。

4. 形觉剥夺性弱视　眼屈光介质混浊、上睑下垂、不恰当的眼罩遮盖，干扰了视觉发育。

5. 先天性弱视　新生儿视网膜或视路出血和微小眼球震颤。

【护理评估】

1. 健康史　评估患者出生时的情况，是否有先天性白内障、屈光不正、斜视、屈光参差或不当遮眼史，评估诊治的经过。

2. 临床表现

（1）视力不良　矫正视力达不到该年龄段的正常视力。

（2）拥挤现象　分辨排列成行的视标较分辨单个视标差。

（3）旁中心注视　由于视力下降严重导致中心凹失去注视能力。

（4）视觉诱发电位　P－VEP 的 P100 潜时延长，振幅下降。

（5）双眼单视功能障碍。

3. 辅助检查　综合验光、视觉诱发电位等。

【护理诊断及合作性问题】

1. 感知改变　与弱视、未能建立双眼立体视觉有关。

2. 知识缺乏　与缺乏弱视的防治知识有关。

3. 有外伤的危险　与视功能障碍有关。

【护理措施】

1. 心理护理　耐心向家长解释斜视的治疗和保健知识，使患儿和家长配合治疗。

2. 治疗护理

（1）配戴合适的眼镜，矫正屈光不正。若为形觉剥夺性弱视则先治疗原发疾病。

（2）遮盖疗法，如单眼弱视则健眼遮盖，双眼弱视则交替遮盖。

（3）压抑疗法。

（4）后像疗法。

3. 病情观察　观察视力变化。

4. 健康指导

（1）向患儿家属详细解释弱视的危害性、可逆性、治疗方法及可能发生的情况等，取得其信任与合作。

（2）选择容易被孩子接受的弱视训练方法。

（3）强调定期复诊的重要性。

第八节　眼外伤患者的护理

眼外伤（Ocular Trauma）是眼球及其附属器受到外来的物理性或化学性伤害而引起的眼球器质性或功能性损害。按致伤原因可分为机械性眼外伤（钝挫伤、穿通伤、异物伤等）和非机械性眼外伤（化学伤、热烧伤、辐射伤、毒气伤等）。

一、眼钝挫伤

眼钝挫伤（Ocular Blunt Trauma）是指由机械性钝力损伤眼部，造成眼组织器质性病变和功能障碍性疾病。

【病因及发病机制】

由于外力作用使眼部组织血管发生出血、充血、组织水肿，钝力还能通过在眼内和球壁的传递，引起间接损伤，重者可致组织撕裂和断裂。

【护理评估】

1. 健康史 评估患者是否有眼部钝力外伤病史，受伤后是否有昏迷、全身复合伤以及诊治的经过等。

2. 临床表现

（1）眼前段损伤 ①角膜挫伤：轻微表浅损伤称为上皮擦伤，较重的损伤可以导致角膜实质层混浊。②虹膜睫状体损伤：虹膜瞳孔缘及瞳孔括约肌断裂、瞳孔变形、睫状充血、虹膜根部离断等。③前房损伤：前房积血、前房角后退。④晶状体损伤：晶状体脱位或半脱位、混浊、眼压升高。

（2）眼后段损伤 ①玻璃体积血：玻璃体脱出、混浊、积血。②脉络膜挫伤：呈弧形或脉络膜脱离、出血，呈局限性隆起。③视网膜挫伤：视网膜水肿、苍白、出血、脱离和裂孔。④视神经挫伤：出血、水肿或早期形态上可无明显改变，晚期视盘苍白、视神经萎缩。

3. 辅助检查 裂隙灯显微镜、眼眶 X 线或 CT、眼部 B 型超声、视觉诱发电位、视野等。

【护理诊断及合作性问题】

1. 感知改变 视力下降，与眼部组织损伤有关。

2. 舒适度改变 与眼钝挫伤引起的疼痛、畏光、流泪或眼压升高有关。

3. 焦虑 与眼部组织损伤、担心形象受损或预后不良有关。

4. 潜在并发症 眼前段及后段各种损伤，与病情严重或治疗不及时有关。

【护理措施】

1. 心理护理 耐心向患者说明病情及治疗情况，消除其心理障碍，使之配合治疗护理。

2. 治疗护理

（1）眼睑水肿及皮下瘀血较重者，24 小时内冷敷，24 小时后热敷。眼睑皮下气肿者，禁止用力擤鼻涕。撕裂伤应手术缝合，泪小管断裂应行泪小管吻合。

（2）角膜挫伤者，可涂抗生素眼药膏，无菌辅料遮盖。角巩膜裂伤者，应在显微镜下全层缝合。

（3）前房积血者，应半卧位，限制活动，避免咳嗽和打喷嚏，保持大便通畅。必要时前房冲洗，及时对症处理。

（4）虹膜睫状体挫伤者，一般外伤性瞳孔散大可给予抗炎消肿及视神经营养剂治疗；严重虹膜根部离断，可行虹膜根部修复术。

（5）晶状体挫伤者，若半脱位，可观察；全脱位或半脱位严重影响视力时可手术摘除。

（6）玻璃体积血者，若改善微循环保守治疗 2 周后积血仍未明显吸收者，可行玻璃体手术。

（7）脉络膜挫伤者，一般无特殊治疗，多予抗炎、止血、促进出血吸收治疗。

（8）视网膜挫伤者，应用糖皮质激素、神经营养剂、血管扩张剂等，视网膜裂孔脱离时可行玻璃体手术。

（9）视神经挫伤者，用大量糖皮质激素冲击治疗，辅以神经营养剂、血管扩张剂、高渗剂、高压氧等治疗。

3. 病情观察 观察眼红痛、畏光流泪、视力、眼压等变化及生命体征。

4. 健康指导 注意休息；遵医嘱指导患者正确用药，避免咳嗽、打喷嚏，保持大便通畅；强调安全生产、安全防护的重要性。

二、眼化学性烧伤

眼化学性烧伤（Ocular Chemical Injury）是指化学物品的溶液、粉尘等气体进入或接触眼部，引起的眼部损伤多发生在实验室、工厂，其中以酸、碱烧伤最为常见。

【病因及发病机制】

酸对蛋白质有凝固作用，凝固坏死的蛋白可阻止酸继续深层渗透。碱能溶解脂肪和蛋白质，可渗透到深层和眼内，使细胞分解坏死。故碱性化学伤损伤较酸性化学伤严重，预后较差。

【护理评估】

1. 健康史 评估患者眼化学性烧伤的时间、致伤物质的名称、浓度、剂量及眼部接触时间，以及伤后的诊治经过。

2. 临床表现 根据酸、碱烧伤后的组织反应，可分为轻、中、重度烧伤。

（1）*轻度烧伤* 眼睑与结膜轻度充血、水肿，角膜上皮有点状损害或水肿。愈后不留瘢痕，视力多不受影响。

（2）*中度烧伤* 眼睑肿胀明显，皮肤可起水疱或糜烂，结膜水肿，出现小片状缺血坏死，角膜上皮有明显的混浊水肿，上皮层完全脱落或形成白色凝固层。愈后遗留角膜斑翳，影响视力。

（3）*重度烧伤* 结膜出现广泛的缺血性坏死，呈灰白色混浊，角膜全层混浊甚至呈瓷白色，角膜基质层溶解，造成角膜溃疡或穿孔。酸或碱渗入前房，可引起葡萄膜炎、激发性青光眼和白内障等。晚期可致眼睑畸形、睑球粘连及结膜干燥症。

【护理诊断及合作性问题】

1. 感知改变 视力下降，与眼内结构受化学物质的破坏有关。

2. 舒适度改变 与化学物质进入眼内而刺激眼部组织有关。

3. 恐惧 与眼部突然受化学物质的侵害，视力下降甚至丧失，或担心治疗效果有关。

4. 潜在并发症 眼睑畸形、角膜溃疡、继发性青光眼、并发性白内障等，与病情严重或治疗不及时有关。

【护理措施】

1. 心理护理 使患者情绪稳定，配合治疗。

2. 急救护理 立即用大量的生理盐水充分冲洗结膜囊，冲洗时应翻转眼睑，令患者转动眼球，并应充分暴露上、下穹隆部，将结膜病的化学物质彻底清除，必要时行前房穿刺术。

3. 治疗护理

（1）早期处理 阿托品散瞳，全身局部抗生素控制感染，糖皮质激素抑制炎症反应和新生血管形成，胶原酶抑制剂、自家血清等帮助角膜上皮生长。

（2）中期处理 清除坏死组织，预防睑球粘连。对坏死球结膜、角膜上皮做早期切除、羊膜移植、角膜板层移植等。

（3）晚期处理 针对并发症进行相应的治疗。

4. 病情观察

（1）结膜囊的 pH 值、眼压是否正常。

（2）观察眼各部位及视力的变化。

（3）观察是否有眼部并发症出现。

5. 健康教育

（1）指导患者及其家属遵医嘱正确用药。

（2）指导患者具备职业安全防护意识和知识。

（3）指导患者及家属掌握化学烧伤的急救知识，最关键的处理是现场急救。

第九节 盲与低视力患者的康复与护理

盲和低视力是指一种视觉状态，根据 WHO 于 1972 年提出的盲和视力损伤的分类标准，低视力指双眼中视力较好眼的最佳矫正视力小于 0.3，但≥0.05；盲指健眼最佳矫正视力<0.05，或者健眼最佳矫正视力<0.05、视野<10°者。

【病因及发病机制】

主要致盲原因为白内障、角膜病、沙眼、屈光不正、弱视、青光眼、儿童盲等。白内障是我国致盲的首要原因。

【护理评估】

1. 健康史 评估引起盲和低视力的原发性疾病及家族史。

2. 辅助检查 裂隙灯显微镜、视野、视觉诱发电位、眼部 B 超等。

【护理诊断及合作性问题】

1. 感知障碍 与视力丧失、各种眼病引起的视力损害有关。

2. 自理能力下降 与视力丧失有关。

3. 知识缺乏 与缺乏低视力、盲的相关防治知识有关。

【护理措施】

1. 心理护理 耐心向患者说明病情及治疗情况，消除其心理障碍，使之配合治疗护理。

2. 一般护理 协助患者进行生活护理，生活物品固定摆放，注意安全，避免滑倒、碰伤等意外发生。

3. 治疗护理

（1）积极治疗可治性盲，提高视力。

（2）对于已经发展到盲的患者，应协助患者尽快适应盲人的生活，提高其自我护理能力。

（3）对于仍有部分视力的盲人和低视力患者，应对其进行低视力康复训练。

4. 病情观察

（1）观察患者的视力、视功能的恢复情况。

（2）观察患者心理障碍的解决程度。

（3）观察患者对治疗方案的接受程度及顺应性。

5. 健康指导

（1）加强眼病防治的宣传，指导患者及家属了解引起低视力及盲的原因，做到早诊断、早治疗、早治愈，减少或减缓视力损害。

（2）指导低视力及盲患者恢复训练的方法。

（3）加强孕期保健、优生优育宣传，减少儿童盲的发生。

同 步 训 练

一、选择题

1. 睑腺炎最常见的致病微生物是（　　）

A. 衣原体　　B. 金黄色葡萄球菌　　C. 单纯疱疹病毒

D. 绿脓杆菌　　E. 链球菌

2. 引发睑板腺囊肿的常见原因是（　　）

A. 病毒感染　　B. 真菌感染　　C. 细菌感染

D. 睑板腺出口阻塞　　E. 睑板腺变性

3. 外睑腺炎切开部位及方向是（　　）

A. 睑结膜面，与睑缘平行

B. 皮肤面，与睑缘平行

D. 皮肤面，与睑缘垂直

C. 睑结膜面，与睑缘垂直

E. 以上均可以

4. 睑腺炎病变初起，可以采取的护理措施是（　　）

A. 切开排脓　　B. 冷敷　　C. 热敷

D. 挤压、按摩　　E. 以上均不是

5. 中老年人睑板腺囊肿反复发作，首先应排除（　　）

A. 患者体质因素　B. 继发感染　C. 睑板腺癌的可能
D. 瘢痕体质　E. 生活习惯所致

6. 哪项临床表现不属于睑板腺囊肿（　　）
A. 较小的囊肿无症状　B. 较大的囊肿可有异物感　C. 可反复发作
D. 发展缓慢，病程长　E. 红肿热痛

7. 青少年反复发生睑腺炎，应首先排除（　　）
A. 屈光不正　B. 先天性弱视　C. 糖尿病
D. 体质虚弱　E. 以上均不是

8. 睑外翻的临床表现不包括（　　）
A. 泪溢　B. 眼睛干涩　C. 可出现畏光、疼痛
D. 夜间视物困难　E. 眼球震颤

9. 先天性上睑下垂的病变部位多为（　　）
A. 双侧眼睑　B. 单侧眼睑　C. 睑结膜
D. 眼睑皮肤　E. 以上均有可能

10. 急性卡他性结膜炎所表现的充血为（　　）
A. 睫状充血　B. 结膜充血　C. 混合充血
D. 结膜下出血　E. 以上均不是

11. 沙眼的致病微生物是（　　）
A. 金黄色葡萄球菌　B. 结核杆菌　C. 沙眼包涵体
D. 绿脓杆菌　E. 以上均不是

12. 急性卡他性结膜炎的症状、体征不包括（　　）
A. 异物感　B. 视力下降　C. 灼热感
D. 结膜充血　E. 黏脓性分泌物

13. 超急性细菌性结膜炎的致病微生物是（　　）
A. 淋球菌　B. 绿脓杆菌　C. 金黄色葡萄球菌
D. 肺炎双球菌　E. 链球菌

14. 急性结膜炎的护理措施，错误的是（　　）
A. 做好消毒隔离　B. 滴用抗生素眼药水　C. 睡前涂抗生素眼膏
D. 结膜囊冲洗　E. 热敷，包盖

15. 下列导致翼状胬肉的发病原因中，不包括（　　）
A. 日光照射　B. 细菌感染　C. 风沙刺激
D. 烟雾粉尘刺激　E. 长期户外作业

16. 病毒性结膜炎的治疗药物可选择（　　）
A. 青霉素滴眼液　B. 青霉素全身治疗　C. 利福平眼液
D. 0.1%疱疹净眼液　E. 色甘酸钠眼液

17. 治疗沙眼效果较好的药物是（　　）
A. 青霉素滴眼液　B. 利福平滴眼液　C. 氧氟沙星滴眼液

D. 庆大霉素滴眼液　E. 氯霉素滴眼液

18. 免疫性结膜炎的好发人群是（　）
A. 儿童及青少年　B. 青壮年人　C. 中老年人
D. 50岁以上的女性　E. 50岁以上的男性

19. 细菌性角膜炎的发病原因不包括（　）
A. 角膜外伤
B. 细菌感染
C. 长期使用广谱抗生素
D. 长期使用糖皮质激素药物
E. 单纯疱疹病毒感染

20. 下列哪种角膜炎不属于化脓性角膜炎（　）
A. 细菌性角膜炎
B. 单纯疱疹病毒性角膜炎
C. 真菌性角膜炎
D. 铜绿假单孢菌性角膜炎
E. 以上都不是

21. 以下哪一种不是角膜炎的常见症状（　）
A. 眼胀　B. 眼痛　C. 眼红
D. 畏光　E. 流泪

22. 单纯疱疹病毒性角膜炎的最常见类型是（　）
A. 树枝状角膜炎　B. 地图状角膜炎　C. 盘状角膜炎
D. 坏死性角膜基质炎　E. 点状角膜炎和树枝状角膜炎

23. 绿脓杆菌性角膜炎溃疡首选的抗生素是（　）
A. 两性霉素　B. 青霉素　C. 无环鸟苷眼液
D. 妥布霉素眼液　E. 甲硝唑

24. 治疗真菌性角膜炎最主要的药物是（　）
A. 庆大霉素滴眼液　B. 氧氟沙星滴眼液　C. 链霉素滴眼液
D. 氯霉素滴眼液　E. 两性霉素滴眼液

25. 下列哪种药物不能用于树枝状和地图状角膜炎的治疗（　）
A. 地塞米松眼液　B. 色甘酸钠滴眼液　C. 环胞苷
D. 碘苷　E. 无环鸟苷眼液

26. 真菌性角膜炎的流行病学资料中，错误的是（　）
A. 好发季节为夏、秋季　B. 症状轻，体征重　C. 好发人群是农民
D. 致盲率低　E. 多单眼发病

27. 角膜溃疡应用1%阿托品散瞳治疗是为了（　）
A. 预防虹膜前粘连　B. 保护溃疡面　C. 控制感染
D. 预防穿孔　E. 以上均不是

28. 调节眼压最主要的因素是（　　）

A. 房水　B. 视网膜　C. 玻璃体

D. 晶状体　E. 巩膜

29. 我国正常人的眼压范围是（　　）

A. ≥21mmHg　B. 10～21mmHg　C. >10mmHg

D. 10～24mmHg　E. ≤24mmHg

30. 患者左眼急性闭角型青光眼急性发作，其右眼虽未发作，但可归为（　　）

A. 临床前期　B. 先兆期　C. 绝对期

D. 慢性期　E. 间歇期

31. 急性闭角型青光眼的好发人群是（　　）

A. 青壮年　B. 老年男性　C. 老年女性

D. 青少年　E. 婴幼儿

32. 急性闭角型青光眼的诱发因素不包括（　　）

A. 情绪激动

B. 长时间阅读

C. 一次性大量饮水超过1000ml

D. 角膜外伤

E. 长时间处在黑暗环境中

33. 一般正常人双眼压的差异小于（　　）

A. 2mmHg　B. 5mmHg　C. 8mmHg

D. 10mmHg　E. 不确定

34. 关于急性闭角型青光眼的治疗，不正确的是（　　）

A. 手术是基本的治疗原则

B. 1%阿托品点眼

C. 口服乙酰唑胺

D. 口服维生素B、维生素C

E. 口服苏打片

35. 急性闭角型青光眼急性发作期的表现，不正确的是（　　）

A. 剧烈头痛、眼痛、视力下降、眼压升高

B. 混合性充血

C. 角膜上皮水肿，呈雾状

D. 前房极浅

E. 瞳孔缩小

36. 以下属于青光眼三联征的是（　　）

A. 角膜后色素沉着　B. 杯盘比扩大　C. 角膜水肿

D. 眼压升高　E. 房角开放

37. 开角型青光眼典型的眼底表现是（　　）

A. 视乳头凹陷进行性扩大和加深
B. 黄斑区樱桃红点
C. 眼底有新生血管
D. 微血管瘤形成
E. 视网膜隆起

二、简答题

1. 简述细菌性结膜炎的临床表现和治疗原则。
2. 简述细菌性、真菌性和病毒性角膜炎的鉴别诊断及治疗原则。
3. 原发性闭角型青光眼发作期主要有哪些临床表现?
4. 简述葡萄膜炎的分类及其主要临床特征。
5. 简述糖尿病性视网膜病变的主要发病机制及临床特点。
6. 年龄相关性白内障的病因是什么?它是如何分类的?
7. 眼球钝挫伤如何检查和处理?

参考答案

一、选择题

1. B 2. D 3. B 4. C 5. C 6. E 7. A 8. D 9. A 10. B 11. C 12. B 13. A 14. E 15. B 16. D 17. B 18. A 19. E 20. B 21. A 22. A 23. D 24. E 25. A 26. D 27. A 28. A 29. B 30. A 31. C 32. D 33. C 34. D 35. E 36. A 37. A

二、简答题

略

第四章　耳鼻咽喉的应用解剖生理

知识要点

1. 掌握固有鼻腔内外侧壁、口咽、喉的软骨、喉腔和耳的各部分结构及生理特点。

2. 熟悉外鼻的静脉特征、鼻窦的分组及自然开口的位置、正常鼓膜的标志和婴幼儿咽鼓管的特点。

3. 了解喉的神经、气管、支气管及食管的应用解剖生理。

4. 说出利特尔区、咽峡、咽淋巴内环的定义。

第一节　鼻的应用解剖生理

一、鼻的应用解剖

鼻为呼吸道的起始端，具有呼吸、嗅觉、共鸣等生理功能，由外鼻、鼻腔、鼻窦三部分构成。

（一）外鼻

外鼻由皮肤、骨、软骨构成（图4－1）。外观呈三棱锥体状，突出于面部中央，易受到外伤。可分为鼻根、鼻梁、鼻尖、鼻背、鼻翼、前鼻孔、鼻小柱等几个部分（图4－2）。

骨性支架由鼻骨、上颌骨额突、额骨鼻突构成。其中，鼻骨为长方形，左、右各一，上端厚而窄，下端薄而宽，故外伤时下端容易骨折。

软骨性支架由鼻中隔软骨、大翼软骨、小翼软骨和鼻外侧软骨组成，各软骨之间由结缔组织所联系。

鼻骨表面的皮肤薄而松弛，易移动。鼻尖、鼻翼及鼻前庭皮肤较厚，且与皮下组织及软骨膜连接紧密，当发生疖肿炎症时，皮肤稍有肿胀即可压迫神经末梢，疼痛较剧。鼻尖、鼻翼及鼻前庭处皮肤含有较多的皮脂腺、汗腺，易发生痤疮、疖肿或形成酒渣鼻。

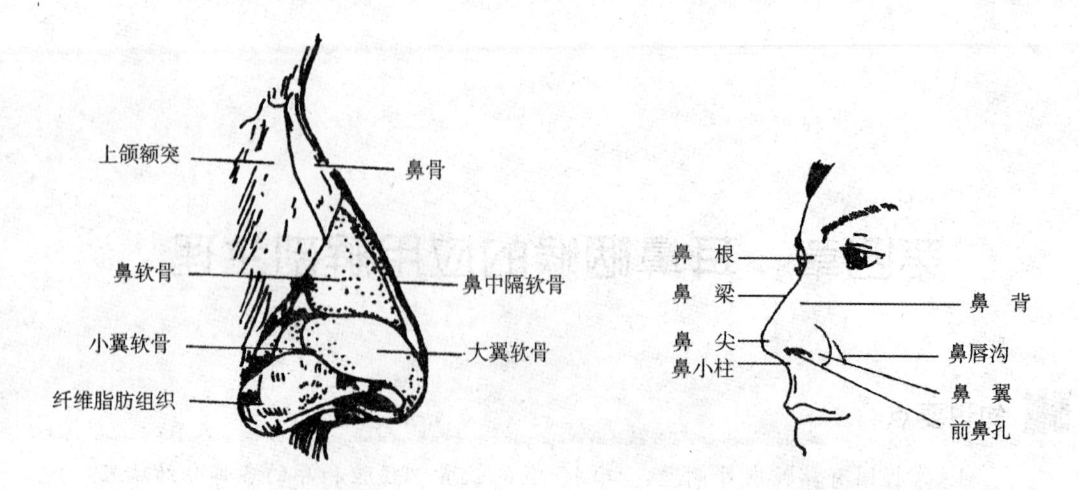

图 4-1 外鼻的骨和支架

图 4-2 外鼻各部位名称

外鼻的静脉经内眦静脉及面静脉汇入颈内、颈外静脉，内眦静脉又可经眼上静脉、眼下静脉与颅内海绵窦相通（图 4-3）。因面静脉无瓣膜，血液可双向流动，当鼻或上唇皮肤感染（如疖肿）处理不当或随意挤压时，易引起海绵窦血栓性静脉炎及颅内并发症。临床上将鼻根部与上唇三角形区域称“危险三角区”。

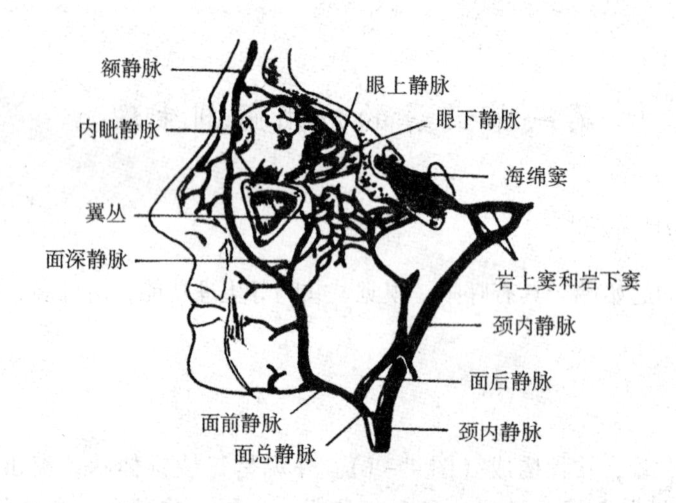

图 4-3 外鼻静脉与海绵窦的关系

（二）鼻腔

鼻腔为一顶窄底宽的狭长腔隙，左、右各一，由鼻前庭和固有鼻腔组成，前借前鼻孔与外界相通，后经后鼻孔与鼻咽部相通。

1. 鼻前庭 位于鼻腔最前部，前界为前鼻孔，后界为鼻阈。该处由皮肤覆盖，含有丰富的皮脂腺和汗腺，故易发生疖肿。该处长有鼻毛，对吸入的空气有过滤作用。鼻前庭皮肤与固有鼻腔黏膜交界处称为鼻阈。

2. 固有鼻腔 常称“鼻腔”，有内、外、顶、底四壁。

(1) 内壁 即鼻中隔，由鼻中隔软骨、筛骨垂直板及犁骨组成。在其前下方黏膜内有丰富的动脉血管汇聚成丛，称为利特尔区（Little's area）。此处黏膜较薄，血管表浅，黏膜与软骨膜相接紧密，血管破裂后不易收缩，且位置又靠前，易受外界刺激，此区最易出血，故又称易出血区（图4－4）。

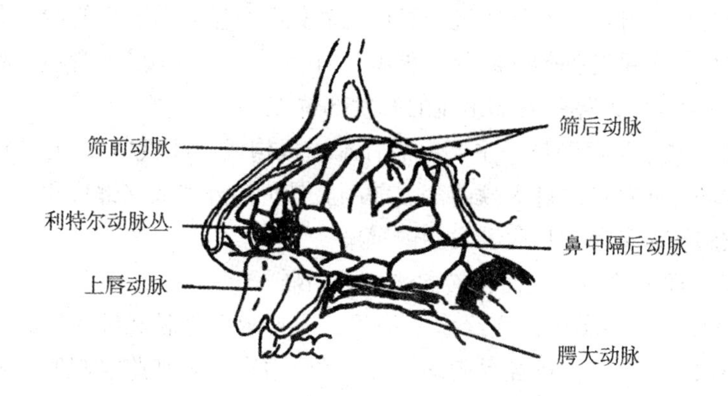

图4－4 鼻中隔动脉的分布

(2) 外壁 表面不平，有三个卷曲的隆起，由上而下分别称上鼻甲、中鼻甲和下鼻甲。各鼻甲下方的空隙称为鼻道，为上、中、下鼻道。各鼻甲内侧面和鼻中隔之间的空隙称为总鼻道。中鼻甲游离缘与鼻中隔相对处之间的空隙称嗅裂或嗅沟（图4－5）。

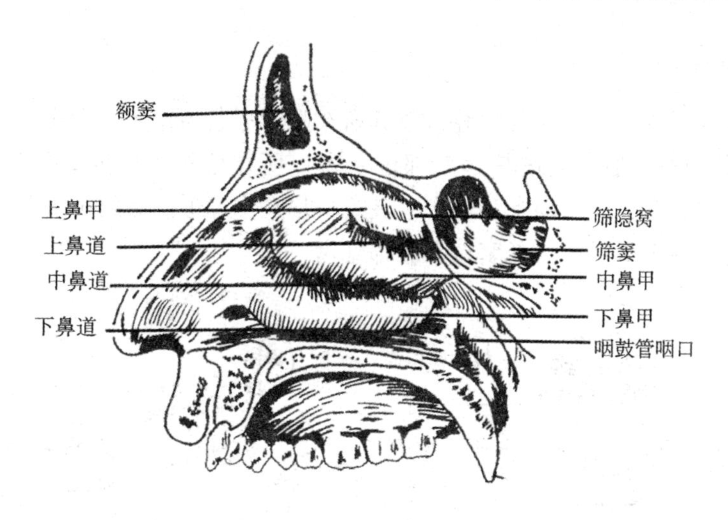

图4－5 鼻腔外侧壁的结构

上鼻甲的位置最高、最小，因前下方有中鼻甲遮挡，鼻镜检查不易窥见。其后端的后上方为蝶筛隐窝，蝶窦开口于此。上鼻道内有后组鼻窦的自然开口。

中鼻甲稍大，系筛骨的一部分，中鼻道外侧壁上有两个隆起，前下方者称为钩突，钩突后上方的隆起称为筛泡，钩突和筛泡之间有一半月形裂隙，称为半月裂孔，此孔向前和外上扩大呈漏斗状，称为筛漏斗或筛隐窝，额窦、前组筛窦及上颌窦均开口于此，以筛隐窝为中心的解剖结构，包括中鼻甲、钩突、筛泡、半月裂，以及额窦、前组筛窦和上颌窦的自然开口等区域，统称为“窦口鼻道复合体”。中鼻甲、钩突和筛泡也是鼻腔内镜筛窦手术的手术标志。

下鼻甲最大、最长，为一独立骨片，附着于上颌骨内壁，前端接近鼻阈，后端距咽鼓管口1～1.5cm，故下鼻甲肿大时易致鼻塞或影响咽鼓管的通气而引起耳部症状。下鼻道前上方有鼻泪管开口，其外段近下鼻甲附着处，骨壁较薄，血管少，是上颌窦穿刺的最佳进针部位。下鼻道外侧壁后部近鼻咽处有表浅扩张的静脉血管丛，称为“鼻－鼻咽静脉丛”，是中老年人鼻腔后部出血的好发部位。

（3）顶壁　狭小呈穹隆形，主要由筛骨水平板构成，此板薄而脆，并有多个小孔，呈筛状，嗅神经经此穿过并进入颅前窝。前颅底骨折等外伤或该部位手术时，此板易受到损伤，导致脑脊液鼻漏，从而继发颅内感染。

（4）底壁　即硬腭的鼻腔面，借此与口腔相隔。

3. 鼻腔黏膜　以中鼻甲游离缘水平为界，包括嗅区黏膜和呼吸区黏膜。①嗅区黏膜：位于嗅裂水平以上，占鼻腔黏膜的1/3，黏膜内富含嗅细胞、嗅腺。嗅腺分泌浆液性液体，以溶解到达嗅区空气内的有气味的物质微粒，刺激嗅细胞，产生嗅觉。②呼吸区黏膜：分布于嗅区以外的鼻腔黏膜，占鼻腔黏膜的2/3，黏膜内含有丰富的腺体及杯状细胞，能分泌大量的黏液，形成黏液毯，随纤毛运动不断地向鼻咽部移动。呼吸区的静脉丛组成海绵状组织，在下鼻甲表面特别丰富，具有灵敏的舒缩性，对调节鼻腔的生理功能起着非常重要的作用。

（三）鼻窦

鼻窦为鼻腔周围颅骨的含气空腔，按其所在颅骨命名为额窦、筛窦、上颌窦及蝶窦（图4－6），共四对。临床上按其解剖部位及窦口所在位置，将鼻窦分为前、后两组，前组鼻窦包括上颌窦、前组筛窦和额窦，其窦口均在中鼻道。后组鼻窦包括后组筛窦和蝶窦，前者窦口在上鼻道，后者窦口在蝶筛隐窝。

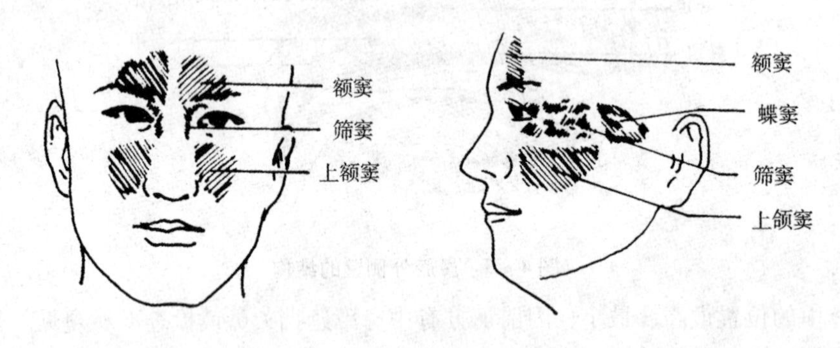

图4－6　鼻窦示意图

1. 上颌窦　在上颌骨体内，为四对鼻窦中最大的一对，容积为15～18ml，形似横置的锥体，共有五个壁：①顶壁：即眶底。②前壁：中央最薄并略凹陷，称“尖牙窝”，上颌窦手术多经此进入。③后外壁：与翼腭窝相隔，上颌窦肿瘤破坏此壁并侵及翼内肌时，可致张口困难。④内侧壁：为鼻腔外侧壁的一部分，后上方有上颌窦窦口通入中鼻道。由于上颌窦的窦腔最大，窦口位置比窦底位置高，故上颌窦感染的几率较高。⑤底壁：为牙槽突，与上颌第二前磨牙及第一、第二磨牙根部以菲薄骨板相隔，有的磨牙的牙根直接埋藏于窦内黏膜下，故牙根感染可引起牙源性上颌窦炎；反之，上颌窦炎症或肿瘤的侵犯亦常引起牙痛、牙松动等症状。

2. 筛窦　位于筛骨内，呈蜂房状小气房。筛窦以中鼻甲附着缘为界，位于其前下者为前组筛窦，开口于中鼻道。中鼻甲后上者为后组筛窦，开口于上鼻道。筛窦顶壁以薄骨板与颅前窝相隔。外侧壁菲薄如纸，即眶内侧壁的纸样板，故筛窦或眼眶炎症可相互感染。

3. 额窦　位于额骨内，一般 3 岁开始出现，成年后才发育完成，但其大小、形状极不一致，有时可一侧或两侧未发育。额窦的前壁为额骨外板，后壁为额骨内板，较薄，与额叶硬脑膜相邻，故额窦感染可引起颅内并发症。底壁为眶顶及前组筛窦之顶，其内侧相当于眶顶的内上角，骨质甚薄，急性额窦炎时该处有明显的压痛。额窦经鼻额管开口于中鼻道的前部。

4. 蝶窦　位于蝶骨体内，一般 3 岁才出现，成年后发育完成，左、右各一，两侧常不对称。顶壁、后壁、外侧壁均以薄骨板与颅腔相隔。前壁与筛骨垂直板及犁骨后缘相接，前壁的内上方有蝶窦窦口，开口位于蝶筛隐窝。下壁即后鼻孔与鼻咽顶。

二、鼻的生理

鼻腔、鼻窦及其被覆的黏膜上皮结构赋予了鼻腔特殊的功能，如通气、清洁过滤、调温调湿、共鸣、反射、嗅觉。

（一）鼻腔的生理功能

鼻腔主要有呼吸、嗅觉、共鸣及反射功能。

1. 呼吸功能

（1）调节温度　鼻腔黏膜的面积较大，又有丰富的海绵状血管组织，具有敏感的舒缩能力，故能使吸入的冷空气迅速变暖，当冷空气通过鼻腔到达喉部时，温度已接近正常体温。

（2）湿润　鼻黏膜富含腺体，一昼夜可分泌 1000ml 左右的液体，增加吸入空气的湿度。

（3）滤过清洁　吸入气体中稍大的灰尘，由鼻前庭的鼻毛阻挡滤过，细微的尘埃和细菌黏附于黏膜表面的黏液毯中，随纤毛运动推向鼻咽部，经口腔吐出或咽下。此外，黏液中还含有溶菌酶及 SIgA，在 pH 值为 5.5～6.5 时，还具有杀菌作用。

2. 嗅觉功能　当带有气味的气体随气流到达嗅区黏膜后，溶解于嗅腺的分泌物中，刺激嗅细胞产生神经冲动，经嗅神经到达嗅球、嗅束，最后到达嗅中枢，产生嗅觉。

3. 共鸣　鼻腔是重要的共鸣器官，可使声音洪亮而清晰。当鼻腔因炎症肿胀而闭塞时，声音则呈“闭塞性鼻音”；当腭裂或软腭瘫痪时，因鼻咽部不能关闭，声音则呈

“开放性鼻音”。

4. 反射作用 鼻腔黏膜内的神经十分丰富，反应极为敏感，不仅外界温度的变化可引起鼻腔黏膜的血管反射性收缩或扩张，刺激物接触鼻腔黏膜后还可引起保护性的喷嚏反射及腺体分泌增加，可将鼻腔内的刺激物清除。

（二）鼻窦的生理功能

鼻窦黏膜与鼻腔黏膜连续，故鼻窦也具有鼻腔的某些生理功能，如细胞分泌、共鸣作用等，此外，鼻窦在减轻头颅重量等方面也起着一定的作用，以维持身体平衡。

第二节 咽的应用解剖生理

一、咽的应用解剖

咽是呼吸道与消化道的共同通道，上起颅底，下至第6颈椎平面，后方为颈椎，前方与鼻腔、口腔和喉腔相通，下端与食管相接。成人的咽全长约为12cm。咽腔前、后略扁，上宽下窄，呈漏斗形，咽腔自上而下可分为鼻咽、口咽和喉咽三部分（图4－7）。

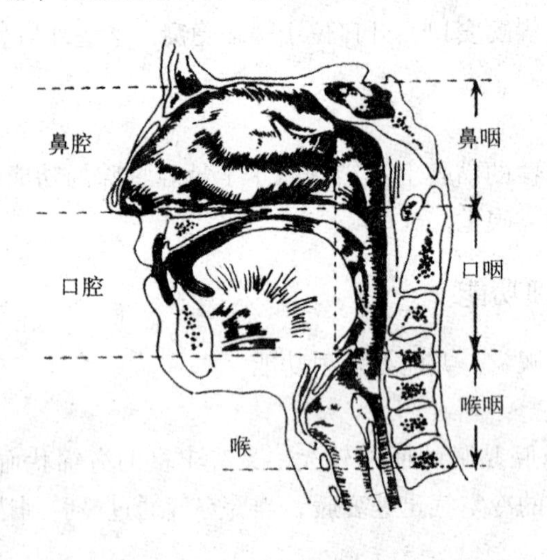

图4－7 咽的分区

（一）鼻咽

鼻咽又称上咽，位于颅底至软腭游离缘水平面之间。在其顶壁与后壁交界处有呈橘瓣状排列的丰富淋巴组织，称为腺样体，或称增殖体或咽扁桃体，儿童时期较大，青春期以后逐渐萎缩。若腺样体肥大可影响鼻呼吸，或阻塞咽鼓管咽口而引起听力减退。鼻咽的左右两侧距下鼻甲后端约1cm处有一喇叭形开口，称为咽鼓管咽口，其前上后缘有一隆起，称咽鼓管圆枕，在圆枕后上方有一凹陷，称咽隐窝，是鼻咽癌的好发部位，其上方与颅底破裂孔相邻，故鼻咽癌常可循此进入颅内。咽鼓管咽口周围有丰富的淋巴组织，称咽鼓管扁桃体。

（二）口咽

又称中咽（图4－8），其上界为软腭游离缘平面，下界为会厌上缘平面，后壁黏膜上有散在的淋巴滤泡，前方借咽峡与口腔相通，向下通喉咽部。咽峡是由其上方的悬雍垂和软腭的游离缘、两侧的舌腭弓和咽腭弓、下方的舌背共同围成的环形部分，它是口咽与口腔的分界线。舌腭弓和咽腭弓间的深窝称扁桃体窝，内有腭扁桃体，腭扁桃体是咽部最大的淋巴组织，其表面有6～20个隐窝，深浅不一，故病原微生物易在此繁殖而导致疾病。咽峡的前下部为舌根，上有舌扁桃体。在每侧咽腭弓的后方有纵行条索状淋巴组织，称为咽侧索。

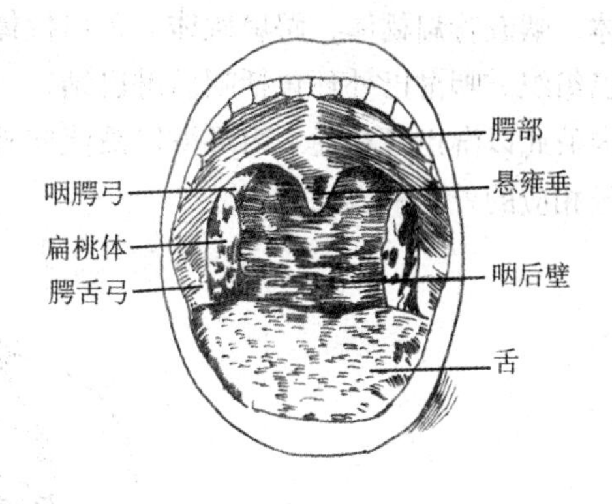

图4－8　口咽部的结构

（三）喉咽

又称下咽，位于会厌软骨上缘与环状软骨下缘平面之间，下接食管，前面自上而下由会厌、杓会厌襞和杓状软骨所围成的入口，称为喉口，与喉腔相通。在喉口两侧各有一深窝，称梨状窝，喉上神经内支经此入喉，分布于梨状窝的黏膜下，在此做表面麻醉可达理想的效果。舌根与会厌软骨之间有一对浅窝，称为会厌谷，会厌谷和梨状窝是异物存留的常见部位。

（四）咽筋膜间隙

咽筋膜与邻近筋膜之间的疏松组织间隙中，较为重要的有咽后间隙和咽旁间隙。这些间隙有利于咽腔在吞咽时的运动，协调头颈部的自由活动，以获得正常的生理功能。咽间隙的存在既可将病变局限于一定范围内，又可成为病变扩散的途径。

1. 咽后间隙　位于椎前筋膜与颊咽筋膜之间。上起颅底，下达纵隔，相当于第一、第二胸椎平面，正中由咽缝分为左、右两部分。咽后间隙在婴幼儿时期有少数淋巴结存在，3岁后逐渐萎缩消失，故咽后脓肿多发生于3岁以下的婴幼儿。此淋巴结主要引流鼻腔后部、鼻咽、口咽、扁桃体、咽鼓管等处的淋巴，因此，这些部位的炎症均可引起该间隙的感染。

2. 咽旁间隙　位于咽后间隙的两侧。上起颅底，下至舌骨大角处，内壁为颊咽筋膜及咽缩肌，外壁为下颌骨升支、翼内肌和腮腺，后壁为椎前筋膜。其中后间隙内有颈部大血管、神经通过，故此间隙感染而侵蚀大血管时，可导致大出血，也可循血管、神经鞘侵入颅内。

（五）咽淋巴环

咽部有极其丰富的淋巴组织，呈滤泡状、束状或团块状，分布于消化道和呼吸道的进口处。咽淋巴组织相互密切联系，形成内环和外环（图4－9）。咽淋巴内环包括腺样体、咽鼓管扁桃体、腭扁桃体、舌扁桃体、咽后壁淋巴滤泡、咽侧索及散在于咽部的淋巴组织。咽淋巴外环包括咽后淋巴结、下颌角淋巴结、下颌下淋巴结、颏下淋巴结。环内彼此以淋巴管相通。内环淋巴液流向外环，故咽部感染或恶性肿瘤时，可扩散或转移至相应的外环淋巴结。

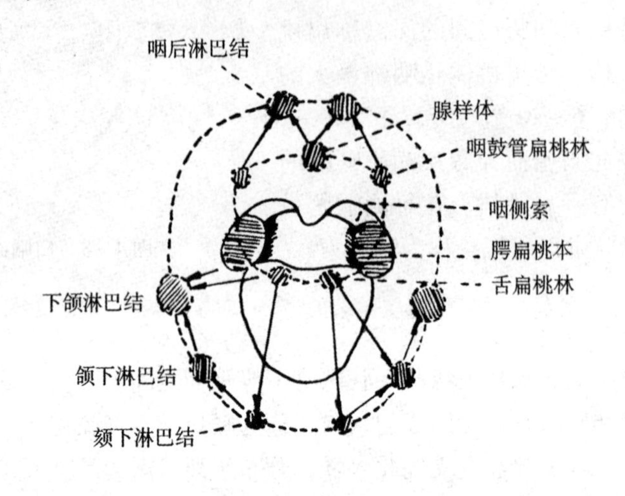

图4－9 咽淋巴环

二、咽的生理

1. 吞咽功能 食物进入咽腔，软腭上举并关闭鼻咽腔，同时会厌遮盖喉入口，咽缩肌收缩而使食物进入食道，完成吞咽动作。

2. 呼吸功能 咽不仅是上呼吸道重要的组成部分，而且咽黏膜内或黏膜下组织含有丰富的腺体，对吸入的空气有调温度、调湿度、清洁滤过的作用。

3. 免疫保护功能 主要通过咽反射来完成。当吞咽和呕吐时可反射性关闭鼻咽和声门，避免食物吸入气管或反流至鼻腔。咽部丰富的淋巴组织可吞噬和消灭细菌，是保护机体的第一道屏障，尤其腭扁桃体是特别重要的免疫器官，这种免疫作用在儿童时期最为显著，因此，儿童时期不可随意或过早摘除扁桃体。

4. 共鸣作用 咽腔为一肌性管腔，在发音过程中，其形态和大小的改变对共鸣有一定的作用。

5. 调节中耳气压 正常情况下，在吞咽或打哈欠时，咽鼓管口反射性地开放，空气从咽鼓管进入中耳腔，使鼓膜两边的气压保持平衡，从而确保中耳的正常生理功能。

第三节　喉的应用解剖生理

一、喉的应用解剖

喉既是呼吸的通道，又是发音器官，是由软骨、肌肉、韧带、纤维组织及黏膜等构成的一个形如椎体管状的器官。喉位于颈前正中，相当于第3~6颈椎平面之间。上端是会厌软骨上缘，下端为环状软骨下缘。上通喉咽，下连气管。

（一）喉的软骨

喉由软骨构成支架，共9块。主要的软骨有：单一的会厌软骨、甲状软骨和环状软骨，以及成对的杓状软骨、小角软骨、楔状软骨（图4-10）。

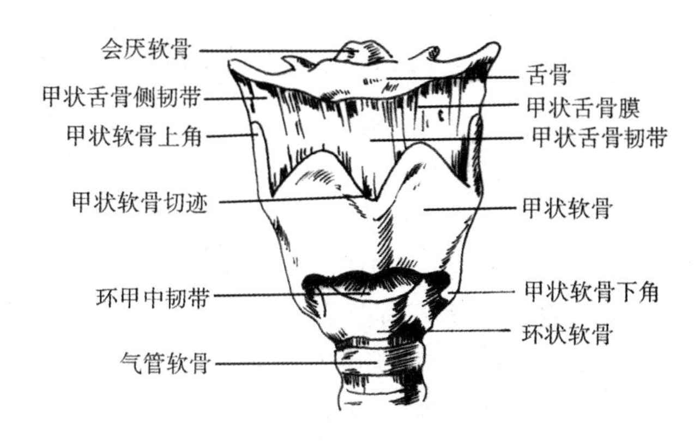

图4-10　喉的前面观

1. 会厌软骨　位于喉的上部，附着于甲状软骨前角的内面。呈叶片状，稍卷曲。会厌软骨分舌面和喉面，舌面黏膜下组织疏松，故炎症时容易出现肿胀。

2. 甲状软骨　为喉软骨中最大的一块软骨。由左右对称的四边形的甲状软骨板在颈前正中会合而成，和环状软骨共同构成喉支架的主要部分。男性甲状软骨前缘的角度较小，呈直角或锐角，上端向前突出，形成喉结，为成年男性的第二性征之一。女性的交角较大，近似钝角，故喉结不明显。甲状软骨上缘正中为一“V”形凹陷，称为甲状软骨切迹，为甲状软骨的体表标志。

3. 环状软骨　位于甲状软骨之下，第一气管环之上，是喉部唯一完整的环形软骨，对保持喉的形状和通畅有重要作用。如果喉部外伤或疾病而引起环状软骨缺损，常可引起喉及气管狭窄。

4. 杓状软骨　位于环状软骨板后上缘，呈三角锥形，左、右各一，其底部和环状软骨连接成环杓关节，它在关节面上的滑动和旋转可使声带内收或外展。

（二）喉腔

喉腔上起自喉入口，下达环状软骨下缘。其侧壁上有两对软组织隆起，靠上的一对称为室带，又称假声带，室带下方的一对称为声带。喉腔由声带将其分为声门上区、声门区和声门下区三个部分（图4－11）。

1. 声门上区 位于喉入口与声带上缘之间。包括喉前庭（喉入口与室带之间）、室带、喉室（室带与声带之间的间隙）。喉室黏膜分泌黏液，湿润声带。

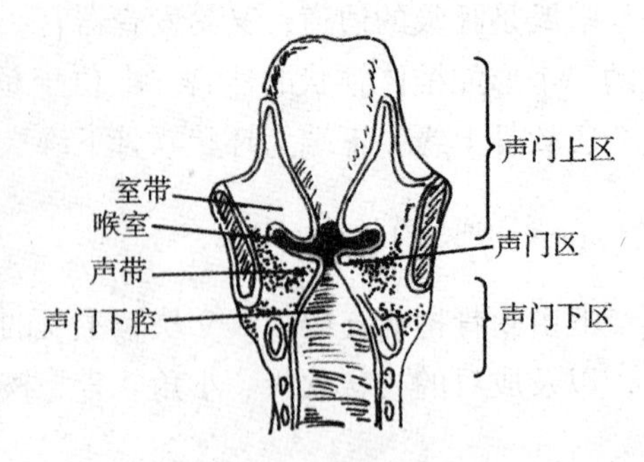

图4－11 喉腔的分区

2. 声门区 位于两侧声带之间。声带呈瓷白色带状，左、右各一。两声带之间的裂隙称声门裂，吸气时呈等腰三角形，为喉腔最狭窄处。

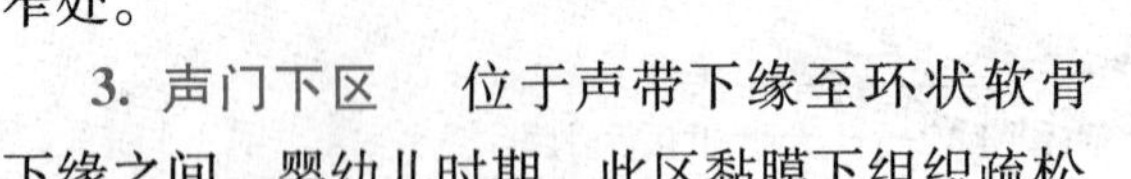

3. 声门下区 位于声带下缘至环状软骨下缘之间。婴幼儿时期，此区黏膜下组织疏松，炎症时易发生水肿，引起喉阻塞。

（三）喉的神经

喉的神经有喉上神经和喉返神经，均为迷走神经的分支。

1. 喉上神经 在相当于舌骨大角平面处又分为内、外两支，分布于声带以上区域的黏膜，内支司感觉，外支司运动，支配环甲肌，调节声带的紧张度。

2. 喉返神经 为喉的主要运动神经，支配除环甲肌以外的喉内肌的运动。两侧喉返神经的行径路程不同，左侧喉返神经在颈部的径路较右侧长，故临床上受损伤的机会较多。甲状腺手术易损伤喉返神经，从而出现声音嘶哑。

二、喉的生理

1. 呼吸功能 喉是气体进入肺部的必经之路。在中枢神经系统反射性调节下，通过声带外展或内收调节声门的大小，从而改变和调节呼吸气流量，以维持正常的呼吸功能。

2. 发音功能 喉是发音器官，发声的主要部位是声带。发声时中枢神经而系统通过喉神经而使声带内收，再通过从肺呼出的气流冲击声带而使其振动，经咽、口、鼻的共鸣，舌、齿、软腭、颊、唇的运动，从而发出各种不同的声音和言语。

3. 保护功能 喉的杓状会厌襞、室带、声带具有括约肌的作用，形成三道防线，防止食物误吸。喉上部黏膜非常敏感，当其受到刺激时可引起反射性咳嗽，有利于异物或痰液的排出，从而保护下呼吸道。

4. 屏气功能 屏气时声门紧闭，胸腔、腹腔的内压增加，有助于完成咳嗽、排便、呕吐、负重、分娩等动作。

第四节 气管、支气管及食管的应用解剖生理

一、气管、支气管的应用解剖生理

气管位于颈前正中，食管的前方，是一个由软骨、平滑肌、黏膜和结缔组织构成的管腔。上起环状软骨下缘，向下至气管隆凸，在此分成左、右两主支气管。成年男性的平均长度约为12cm，女性约为10cm。气管黏膜层为假复层纤毛柱状上皮，含有杯状细胞，黏膜下层内有腺体，能分泌浆液性和黏液性液体。气管上段位于颈部，称为颈段气管，有7~8个气管环，位置较浅，在颈段气管的第2~4气管环的前面，有甲状腺峡部越过。

气管末端左方有一纵形而尖锐的嵴，是左、右主支气管的分界，称为隆突，为支气管镜检查时的重要解剖标志。右主支气管较短而粗，与气管纵轴的延长线约成25°角；左主支气管较细而长，与气管纵轴约成45°角，因此，临床上气管异物进入右侧主支气管的机会较多见（图4－12）。

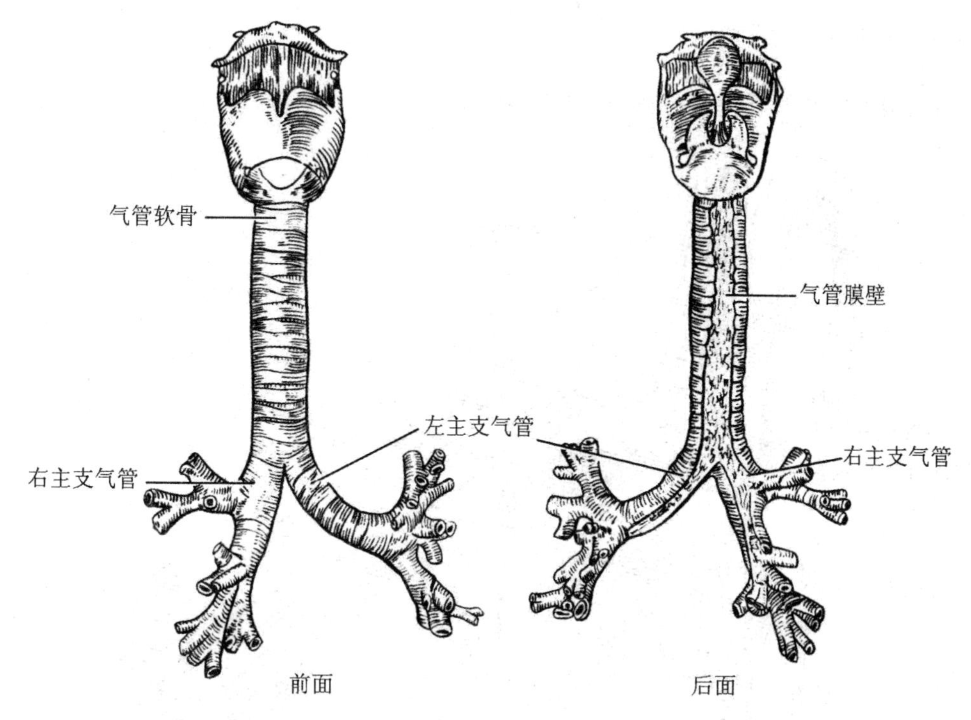

图4－12 气管与主支气管

气管、支气管不仅是吸入氧气、排出二氧化碳、进行气体交换的主要通道，而且还具有调节呼吸、清洁、免疫、防御性咳嗽和屏气等功能。

二、食管的应用解剖生理

食管位于纵隔内，上通喉咽，下止于胃的贲门，为一肌性管道。成人的食管长度为23～25cm，自上而下有四个生理性狭窄：第一狭窄位于食管入口处，距上切牙约16cm，是食管最狭窄处，异物最易嵌顿于此；第二狭窄位于主动脉弓横过食管处，距上切牙约23cm；第三狭窄位于左侧主支气管横过食管处，距上切牙约27cm；第四狭窄是食管穿过横膈裂孔处，距上切牙约36cm（图4－13）。

食管的主要生理功能是通过其蠕动将食物送至胃内，此外，食管黏膜下层有黏液腺，能分泌黏液，对黏膜起到湿润和保护的作用。

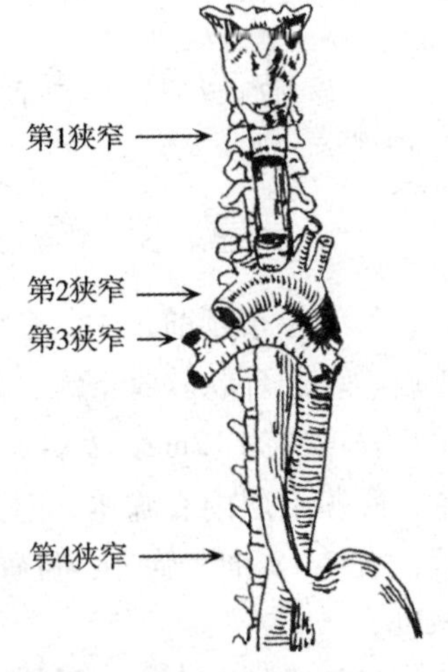

图4－13　食管的四个生理狭窄

第五节　耳的应用解剖生理

一、耳的应用解剖

耳分外耳、中耳和内耳三部分（图4－14）。

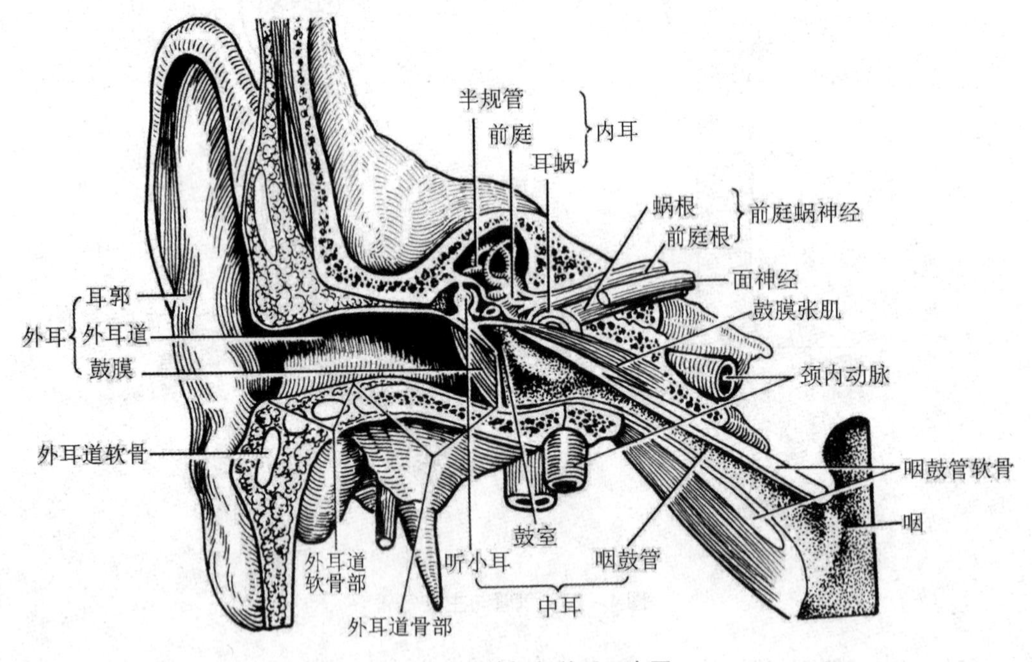

图4－14　耳的解剖关系示意图

（一）外耳

外耳由耳郭和外耳道构成。

1. 耳郭　除耳垂由脂肪和结缔组织构成外，其余耳郭部分均由弹性软骨构成支架，外覆软骨膜和皮肤。主要表面标志有耳轮、对耳轮、耳轮脚、耳轮结节、耳屏、对耳屏、耳屏间切迹、耳垂、三角窝、耳甲腔等结构（图 4－15）。耳郭皮肤较薄，血管表浅且血供不丰富，易发生冻伤；受伤后易感染且不易愈合，导致耳郭畸形。耳郭的皮肤及其软骨与外耳道皮肤、软骨相连续，当外耳道有炎症时，压迫或牵拉耳郭可引起疼痛。

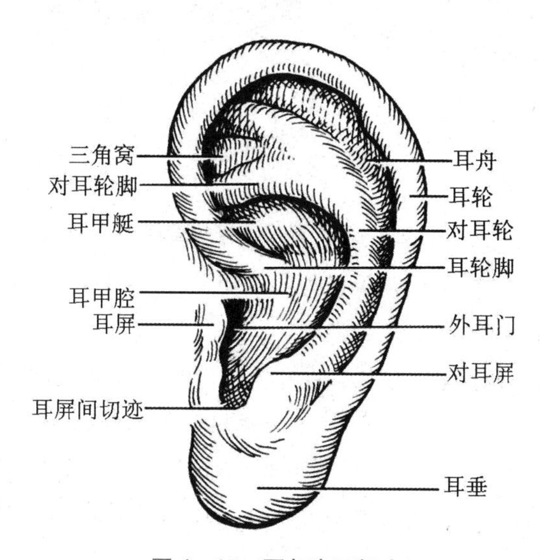

图 4－15　耳郭表面标志

2. 外耳道　外耳道位于外耳道口与鼓膜之间，成人全长为 2.5～3.5cm，分软骨部和骨部。外 1/3 为软骨部，该处富含毛囊、皮脂腺及耵聍腺，是疖肿的好发部位；内 2/3 为骨部，该部与颅中窝、颈静脉窝、面神经管（垂直段的一部分）、颞下颌关节等结构相毗邻，关于外耳道的炎症时，张口或咀嚼时可发生牵拉痛，从而出现张口困难。关于外耳道的走向，成人先向内上，再向后、前下弯曲；婴幼儿的外耳道略向上斜。在检查外耳道时，需牵拉耳郭才能窥见深部的鼓膜，成年人应向后、上、外牵拉，婴幼儿则向后、下、外牵拉。外耳道的软骨部与骨部交界处较狭窄，外耳道异物常停留于此。

（二）中耳

中耳介于外耳与内耳之间，包括鼓室、咽鼓管、鼓窦和乳突四部分。

1. 鼓室　是位于鼓膜和内耳外侧壁之间的一含气空腔，腔内为黏膜所覆盖。其向前经咽鼓管通鼻咽部，向后经鼓窦入口通鼓窦和乳突气房。以鼓膜紧张部的上、下边缘为界，将鼓室分为上、中、下三个部分，鼓室共有六个壁（图 4－16）。

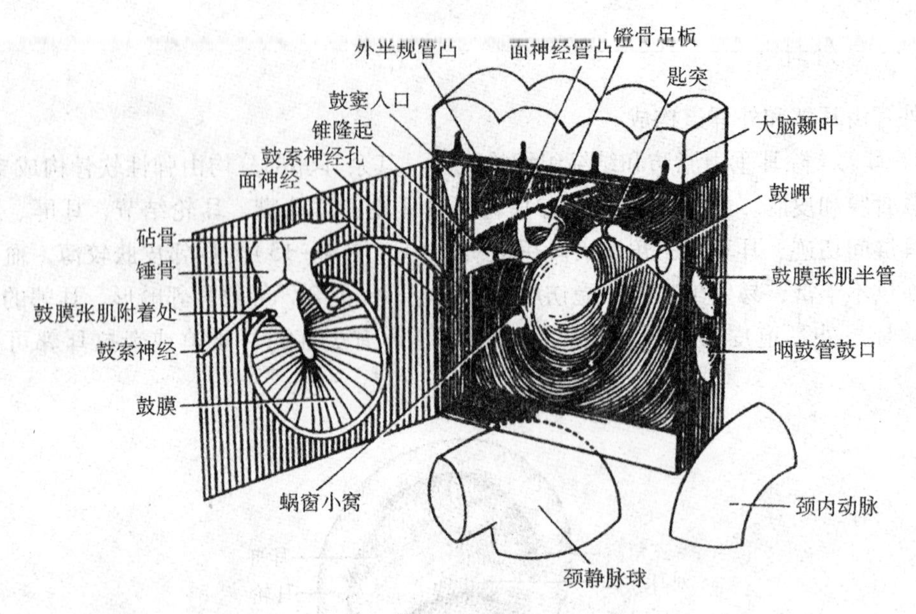

图4－16　鼓室六壁模型图

（1）上壁　亦称鼓室盖，为一薄骨板，将鼓室与颅中窝分隔，婴幼儿时期该壁骨缝尚未闭合，鼓室病变可经此缝侵入颅内。

（2）下壁　又称颈静脉壁，为一层薄骨板，借此与颈静脉球分隔。

（3）内壁　即内耳的外壁，在中部有一隆起称为鼓岬，为耳蜗底周所在处。鼓岬的后上方有前庭窗，又称卵圆窗，由镫骨底板借环状韧带将其封闭。鼓岬的后下方有蜗窗，亦称圆窗，为一纤维膜（第二鼓膜）所封闭。前庭窗上方有面神经水平段经过，面神经可因面神经管骨壁不全，直接暴露于鼓室黏膜下，这是急性中耳炎早期出现面神经瘫痪的原因之一。

（4）外壁　由骨部及膜部构成，膜部即鼓膜，占大部分（图4－17）。鼓膜介于外耳道和鼓室之间，为椭圆形、灰白色的半透明薄膜，呈浅漏斗状，凹面向外，成年人的鼓膜自外上斜向内下，与外耳道底约成45°角，婴儿鼓膜的倾斜更为明显，几乎成水平。为了便于描述，临床上将鼓膜分为四个象限：即沿锤骨柄做一假想直线，再经鼓膜脐做一与之垂直相交的线，将鼓膜分为前上、前下、后上、后下四个象限。

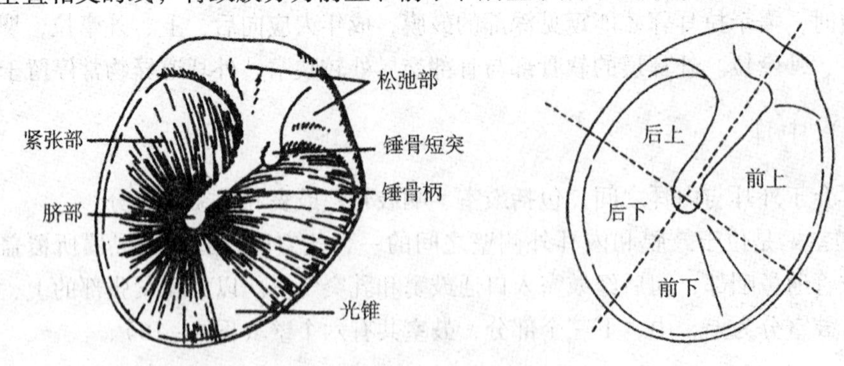

图4－17　右耳正常鼓膜标志

（5）前壁　前壁的上部为鼓膜张肌半管开口，其下为咽鼓管鼓室口。前壁下部以极薄的骨板与颈内动脉相隔。

（6）后壁　即乳突前壁，上部有鼓窦入口，借此与鼓窦相通，为中耳炎症向后扩散的通道。

鼓室内有人体最小的三块听小骨，即锤骨、砧骨和镫骨，共同构成听骨链。通过其杠杆作用，将鼓膜的振动传入内耳。

2. 咽鼓管　是连接鼻咽和鼓室的管道，是中耳通气、引流的唯一通道，也是中耳感染的主要途径。其鼓室口开口于鼓室前壁，然后向内前下斜行。咽鼓管的主要功能为调节中耳腔的气压，保持鼓膜内外压力的平衡。其鼻咽口在静止状态时是闭合的，只有当张口、吞咽、打呵欠时开放，儿童的咽鼓管与成年人相比，具有短、宽且接近水平的特点，故儿童时期更易罹患中耳炎。

3. 鼓窦　为鼓室后上方的含气骨腔，前与上鼓室、后与乳突气房相连。

4. 乳突　为鼓室与鼓窦的外扩部分，乳突腔类似蜂房样，有许多大小不等、形状不一、相互连通的气房。根据气房的发育程度，可将乳突分为气化型、板障型、硬化型和混合型四种类型。

（三）内耳

内耳又称迷路，位于颞骨岩部内，从组织学上分为骨迷路和膜迷路两部分，二者之间充满外淋巴液，膜迷路内含有内淋巴液，内、外淋巴液互不相通。

1. 骨迷路　包括后外侧的半规管、内侧的耳蜗和两者之间的前庭三部分（图4－18）。

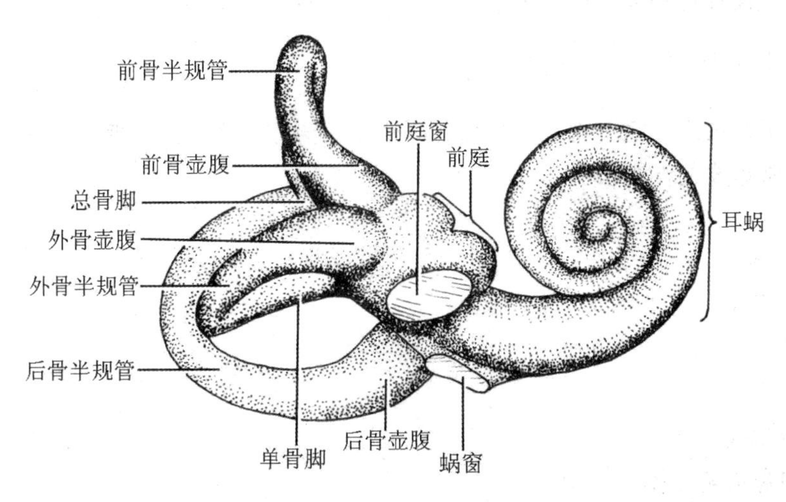

图4－18　内耳的骨迷路

2. 膜迷路　其借纤维束固定于骨迷路内，为一膜性管腔。包括骨半规管内的膜半规管、前庭内的椭圆囊和球囊、耳蜗内的膜蜗管，彼此相互通连。膜蜗管内有可以感受声音的听觉感受器——螺旋器（又名Corti器）；椭圆囊和球囊壁上分别有可以感受直线变速运动刺激的位觉感受器——椭圆囊斑和球囊斑；膜半规管中有可以感受旋转运动开始或终止的位觉感受器——壶腹嵴。

二、耳的生理

耳是位听觉器官，具有听觉和平衡的功能。

（一）听觉功能

人耳能感受到的声波频率在 20～20000Hz 范围之内，其中对 1000～3000Hz 的声波最为敏感。声波传入内耳的途径有空气传导和骨传导。

1. 空气传导 简称“气导”，是正常情况下声音传入的主要途径。声波被耳郭收集，经外耳道达鼓膜，引起鼓膜听骨链振动，镫骨底板的振动通过前庭窗传入内耳外淋巴，再传至内淋巴，刺激膜蜗管螺旋器而产生神经冲动，经听神经传入听觉中枢。空气传导的过程如下：

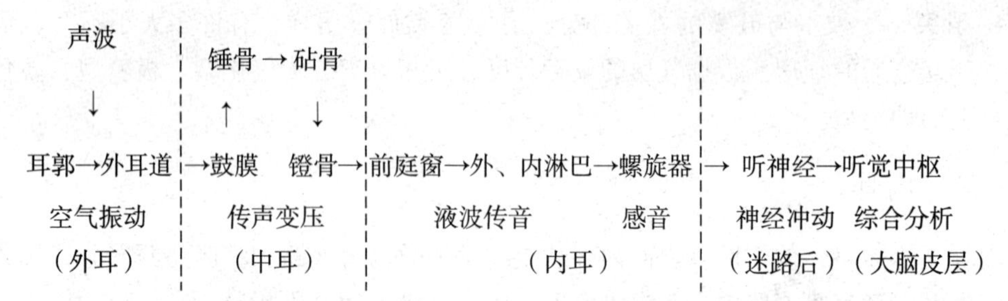

2. 骨传导 简称“骨导”。骨传导的途径为声波→颅骨→内耳淋巴液→螺旋器→听神经→听觉中枢。但其传音效能与正常的空气传导相比则微不足道。临床上用骨传导测量可鉴别传导性耳聋和神经性耳聋。

（二）平衡功能

人体的平衡依靠前庭、视觉、触角和深感觉等功能互相协调来维持，内耳在平衡功能中起着非常重要的作用。

同 步 训 练

一、名词解释

1. 利特尔区
2. 窦口鼻道复合体
3. 咽峡
4. 咽淋巴内环
5. 声门裂

二、填空题

1. 前组鼻窦包括________、________，均开口于________。

2. 上颌窦穿刺进针的最佳部位是________。

3. 正常情况下，鼻腔 24 小时分泌的液体量约为________。

4. 咽部可分为________、________和________三部分。

5. 咽的生理包括________、呼吸功能、________、________和调节中耳的气压功能。

6. 喉上神经主要司喉黏膜的感觉，还可支配________运动。除此之外，所有喉内肌的运动均由________支配。

7. 喉腔最狭窄之处是________。

8. 临床上气管异物进入________侧主支气管的机会较多见。

9. 中耳包括________、________、________和________四个重要部分。

10. 声音经两条途径传入内耳，一是________，二是________。

三、选择题

1. 在四对鼻窦中，发病率最高的是（　　）

A. 额窦　　B. 前组筛窦　　C. 上颌窦
D. 蝶窦　　E. 后组筛窦

2. 青壮年鼻出血的好发部位是（　　）

A. 鼻窦　　B. 鼻中隔前上方黏膜　　C. 鼻中隔前下方黏膜
D. 中鼻道　　E. 鼻－鼻咽静脉血管丛

3. 喉部唯一完整的、呈环形、对喉的形状和呼吸通畅起重要作用的软骨为（　　）

A. 舌骨　　B. 甲状软骨　　C. 会厌软骨
D. 环状软骨　　E. 杓状软骨

4. 前组鼻窦的自然开口位于（　　）

A. 上鼻道　　B. 中鼻道　　C. 下鼻道
D. 鼻咽部　　E. 蝶筛隐窝

5. 喉部最大的软骨是（　　）

A. 甲状软骨　　B. 舌骨　　C. 会厌软骨
D. 环状软骨　　E. 杓状软骨

6. 口腔与口咽的分界为（　　）

A. 舌根　　B. 舌腭弓　　C. 咽峡
D. 咽腭弓　　E. 腭垂

7. 下列哪项对鼻窦炎与牙根感染的关系密切（　　）

A. 额窦　　B. 上颌窦　　C. 前组筛窦
D. 蝶窦　　E. 后组筛窦

8. 位于腭舌弓与腭咽弓之间的淋巴组织团块称（　　）

A. 咽扁桃体　　B. 腭扁桃体　　C. 管扁桃体
D. 舌扁桃体　　E. 咽侧索

9. 鼻咽癌的好发部位是（　　）

A. 咽隐窝　　B. 扁桃体窝　　C. 咽后壁
D. 咽鼓管口　　E. 以上均不是

10. 下列哪项是中耳的结构（　　）

A. 耳郭　　B. 外耳道　　C. 咽鼓管
D. 骨迷路　　E. 膜迷路

四、简答题

1. 简述外鼻的静脉特点及临床意义。
2. 鼻窦有哪几对？其自然开口分别位于何处？
3. 简述声波传入内耳的途径。

参考答案

一、名词解释

略

二、填空题

略

三、选择题

1. C　2. C　3. D　4. B　5. A　6. C　7. B　8. B　9. A　10. C

四、简答题

略

第五章　耳鼻咽喉科护理概述

知识要点

1. 掌握耳鼻咽喉科手术病人手术前后的常规护理及护理实践操作。

2. 熟悉护理评估，以及门诊、隔音室、内镜检查室的护理常规；了解其重要性。

第一节　耳鼻咽喉科疾病与护理特征

一、耳鼻咽喉科疾病的特征

耳鼻咽喉与整个机体有紧密的联系。它们不仅有听觉、平衡、嗅觉、呼吸、发声和吞咽等重要功能，而且与免疫防御、味觉等功能也有密切的关系。耳鼻咽喉科的各器官在解剖结构、生理功能方面联系紧密，因而一旦其中一个器官发病，其余的器官就很容易受累。耳鼻咽喉科急症多而急，有时甚至威胁患者的生命。有些疾病在耳鼻咽喉等器官有特殊的表现，过敏性疾病时引起血管神经性水肿可造成急性呼吸障碍；血管栓塞可致突发性耳聋；哮喘的患者常并发过敏性鼻炎和鼻息肉；高血压病患者在血压升高时可出现反复鼻出血等。耳鼻咽喉科诸器官患病，可严重影响患者的生活、工作、学习、人际交往和自我概念。

二、耳鼻咽喉科护理的特征

1. 树立以“人”为本的整体耳鼻咽喉科护理理念　护士应将耳鼻咽喉与全身机体综合考虑，熟悉耳鼻咽喉疾病与全身疾病的关系，强调从患者的身心变化和社会文化需求进行全方位的评估。

2. 运用心理护理和沟通技巧进行健康指导　应认真听取患者的倾诉和要求，积极与患者及其家属沟通，了解患者需要解决的问题，广泛开展卫生宣教工作，指导患者合理饮食，积极锻炼，调整心态，定期进行耳鼻咽喉的检查，必要时及时就医。

3. 具备敏锐的病情观察能力及急救意识　护士应细心观察和检测患者耳鼻咽喉科某一器官的变化，如听力下降、鼻出血、手术切口有无渗血等。耳鼻咽喉科急症多而急，有时甚至威胁患者的生命，因此应具有一定的急救意识，如过敏性疾病时引起血管神经性水肿可造成急性呼吸障碍，倘若不及时治疗，可发生窒息而导致死亡。

4. 具备耳鼻咽喉科护理操作的能力 能熟练掌握剪鼻毛、鼻腔冲洗、局部给药、鼻窦负压置换疗法、超声雾化吸入法等护理操作，掌握各项操作的适应证及禁忌证。

第二节 耳鼻咽喉科护理评估

一、健康史

收集患者的一般资料，如姓名、性别、年龄、籍贯、联系方式及家庭住址等；详细询问患者的既往病史（如高血压病史）、药物史、烟酒史、过敏史、遗传史等；结合视诊、触诊、叩诊、听诊等，检查有无鼻前庭皮肤损伤、鼻腔疾病阻塞鼻道或窦口、外伤、声音嘶哑等，了解患者过去的健康状况。

二、耳鼻咽喉科患者的常见症状

（一）耳部常见的临床症状

1. 耳郭形状异常 多见于先天性耳郭畸形、外伤或耳郭疾病。患者因形象异常，可能会产生自卑心理。

2. 耳痛 耳痛性质不一，可为持续性或间歇性疼痛，或为钝痛、锐痛，也可能是剧烈而难以忍受的刺痛、抽痛或呈搏动性跳痛，甚至呈持续性进行性加重。常见于外耳或中耳的炎性病变、耳部外伤、耳部肿瘤。

3. 耳漏 耳漏即外耳道有异常液体流出。应注意漏出物的性质，是脂性、浆液性、脓性、水性还是血性。外耳或中耳的各种炎性疾病及耳外伤等是耳漏的常见原因。

4. 耳聋 分为传音性耳聋、感音性耳聋和混合性耳聋。传音性耳聋由外耳、中耳病变所致，其特点是空气传导下降，骨传导正常。感音性耳聋由内耳病变所致，其特点是空气传导、骨传导均下降。遗传性听力损失、胎儿期因素、出生因素、老年性耳聋、传染病后和药物中毒等是感音性耳聋的常见原因。混合性耳聋指既有传音系统病变又有感音系统病变，如慢性化脓性中耳炎并发迷路炎，或中耳炎合并药物中毒性耳聋等。

5. 耳鸣 指患者自觉耳内有响声，而周围环境并无相应的声源。耳鸣常会使患者感到烦躁、失眠、头晕、情绪易激动等，而心理障碍又可加重耳鸣，形成恶性循环。

6. 眩晕 指自身与周围物体的位置关系发生改变的主观上的错觉，大多由外周前庭病变引起，常感自身或周围环境发生旋转，睁眼时加重，闭目时好转，常伴有恶心、呕吐、面色苍白、出汗等自主神经系统症状。眩晕可分为耳源性（周围性）和神经性（中枢性）两种。

（二）鼻部常见的临床症状

1. 鼻塞 是鼻腔呼吸功能减退的表现，鼻塞有间歇性、交替性、进行性、持续性，常见于慢性鼻炎、鼻息肉、鼻中隔偏曲。严重的鼻塞可出现张口呼吸、睡眠打鼾及闭塞性鼻音。

2. 鼻漏　指鼻内分泌物外溢。根据病变的性质及程度，鼻漏可分为清水样、黏液样、黏脓样、脓性或血性。由于感染细菌的不同，分泌物的颜色亦不同。

3. 嗅觉障碍　表现为暂时性嗅觉减退、嗅觉过敏和嗅觉丧失。按原因可分为呼吸性嗅觉减退和失嗅、感觉性嗅觉减退和失嗅、嗅觉官能症。

4. 鼻出血　可由鼻腔疾病本身引起，也可因全身疾病（如高血压、血液病等）所致，应与咯血、呕血相鉴别。

5. 头痛　鼻腔或鼻窦病变引起的头痛称鼻源性头痛，因各种病变引起鼻黏膜肿胀、鼻塞、鼻分泌物引流不畅、压迫神经或因细菌毒素刺激神经末梢所致。

（三）咽部常见的临床症状

1. 咽痛　最常见，常由局部的炎症、外伤、异物、肿瘤、手术等因素引起，邻近器官或全身性疾病也可引起。

2. 咽部感觉异常　自觉咽部有异物感、堵塞、黏附、瘙痒、干燥等异常感觉。咽部病变、邻近器官及全身性病变均可引起。老年患者咽部异物感进行性加重并在进食时明显者，应警惕咽喉部的恶性肿瘤。

3. 呼吸困难　咽部及其邻近器官的病变（炎症、肿瘤、外伤、异物等）引起咽腔狭窄或梗阻时，可出现不同程度的吸气性呼吸困难甚至窒息。

4. 吞咽困难　是指难以吞咽或不能吞咽，轻者仅感吞咽费力或不畅，只能吃软食或流质，重者可滴水不进。吞咽困难可由咽痛、后鼻孔闭锁、腭裂、肿瘤、咽麻痹等因素引起。

5. 咽部出血　多为异物、外伤、手术和肿瘤所引起。应注意与咯血和呕血相鉴别。

6. 发声导常　咽腔是发声的共鸣腔，各种病变引起其形态和大小的改变或功能的障碍，均会引起发声异常。鼻咽闭锁出现“闭塞性鼻音”，软腭麻痹出现“开放性鼻音”。咽后脓肿出现鸭鸣样哭声或说话时含糊不清。咽腔狭小者睡眠时可鼾声如雷。

7. 扁桃体和腺样体肿大　儿童期扁桃体和腺样体均有不同程度的肥大，这属于生理性改变。但如果肥大过度而影响呼吸、吞咽和咽鼓管功能时，则宜采取手术处理。成人扁桃体的肿大多由炎症、肿瘤等引起。

（四）喉部常见的临床症状

1. 喉痛　可由炎症、外伤、异物、肿瘤等多种原因引起。疼痛轻重不一，严重者放射至耳部或发生吞咽困难。

2. 声嘶　是喉部疾病的主要症状，凡侵犯声带、环构关节、喉返神经等结构的病变均可引起声嘶。喉部的炎症、外伤、异物、肿瘤和喉神经瘫痪是声嘶的常见原因。

3. 呼吸困难　喉部和（或）喉邻近部位的病变引起喉腔狭窄时出现喉源性呼吸困难。其特点为吸气时间延长，吸气期喉鸣及吸气时四凹征。

三、耳鼻咽喉科常用的检查

（一）耳部检查

1. 外耳检查 患者侧坐，受检耳朝检查者。观察耳郭的形态，有无畸形和红肿。观察乳突及周围组织有无畸形、漏管、瘢痕、肿块及触痛等。观察外耳道有无耵聍、异物，以及皮肤有无红肿、糜烂及分泌物。

2. 鼓膜检查 用手牵拉耳郭，使耳道变直，然后放入耳镜，以看清鼓膜。观察鼓膜的色泽、标志，查看有无穿孔、内陷、外凸、瘫痕，观察鼓室有无积液。

3. 听力检查

（1）耳语检查 被检者遮盖一耳，另一耳朝向检查者，检查者发出耳语声，如"北京"、"上海"、"77"等词或词组，让受检者复诵。正常听距为6m，如不能复诵，可逐渐走近检查者，如在3m处听清，则记录为3/6；如在1m处仍听不到，可改用面对面谈话声检查。

（2）表音检查 常用秒表在隔音室内进行检查。受检者闭目静坐，检查者站其背后，用上满发条的秒表放在距被检者外耳道口1m以外，由远而近移动。正常听距为1m，如移至0.5m处听到，则记录表音听距为0.5m。

（3）音叉检查 音叉检查是确定耳聋性质的最常用且简便的方法。常用128Hz、256Hz、512Hz音叉。将音叉击响后放于被检者外耳道口测气导；将音叉柄置于耳后鼓窦区测骨导。常用的检查方法有：①气骨导比较试验（林纳试验）：将击响之音叉柄置于耳后鼓窦区，待音响消失后再将音叉臂放于距外耳道口约1cm处，如仍可听到声音，称气骨导比较试验阳性，表示正常；如气导听不到，骨导仍能听到，称气骨导比较试验阴性，表示传音性耳聋。②骨导偏向试验（韦伯试验）：将击响之音叉柄置于被检者头颅正中的任何一点，正常者声响居中，如偏向患侧为传音性耳聋，而偏向健侧为感音性耳聋。③骨导比较试验（施瓦巴赫试验）：检查者（听力应正常）与被检查者进行骨导听力比较。将击响之音叉柄置于被检查者耳后鼓窦区，被检查者听不到声响时立即移至检查者耳后鼓窦区，如检查者还可听到声响，说明被检查者骨导缩短，为感音性耳聋；如检查者听不到声响而被检查者还可听到，则被检查者骨导延长，为传音性耳聋（表5-1）。

表5-1 音叉试验结果分析

试验方法	正常	传音性耳聋	感音性耳聋
林纳试验（RT）	（+）	（-），（±）	（+）
韦伯试验（WT）	=	→患耳	→健耳
施瓦巴赫试验（ST）	（±）	（+）	（-）

4. 前庭功能检查

（1）自发性眼震检查法 检查者与被检查者相对而坐，嘱被检者注视检查者的手指所示方向，向左、右、上、下及前方5个基本方向注视，同时观察其眼球运动。观察有无眼震，如出现眼震，注意其性质、强度及频率等。

（2）*闭目直立检查法*　此法是一种平衡功能检查。请受检者站立，两脚并拢，两手指互扣于胸前并向两侧拉紧，观察受检者闭目及睁眼时躯干有无倾倒。有倾倒者为阳性，提示平衡功能障碍。

（3）*冷热试验*　该试验通常用30℃及44℃冷热水灌注外耳道来诱发眼球震颤，观察眼震出现的过程、幅度、频率和最大慢相速度，根据结果来分析判断有无前庭疾病或中枢疾病。

（二）鼻部检查

1. 外鼻检查　观察外鼻有无红肿、畸形。触诊有无压痛、皮下气肿、肿块，以及鼻骨有无骨折及移位等。

2. 鼻部检查　鼻前庭观察皮肤有无红肿、糜烂、皲裂，鼻毛有无脱落；固有鼻腔观察黏膜色泽、鼻甲大小、鼻腔宽窄、鼻道内有无分泌物、鼻腔内有无新生物等。

3. 鼻窦检查　观察鼻腔有无分泌物、息肉或新生物。触诊局部有无疼痛。

4. 嗅觉检查　常用酒精、醋、水三物进行测试。能分清者为正常，说出1～2样者为减退，不能辨别者为嗅觉丧失。

（三）咽喉部检查

1. 咽部检查　检查者与受检者对坐，受检者张口，平静呼吸，检查者用压舌板轻压舌前2/3处，嘱受检者发“啊”音。注意观察软腭运动；黏膜有无红肿、溃疡；腭舌弓、腭咽弓有无粘连；腭扁桃体的大小、色泽，表面有无瘢痕、分泌物；咽后壁淋巴滤泡及咽侧索有无增生肥大或萎缩。

2. 鼻咽部检查

（1）*间接鼻咽镜检查*　嘱受检者张口，检查者一手用压舌板轻压舌部，另一手将经过加温的间接鼻咽镜置于悬雍垂后方，镜面朝向鼻咽部，从镜面中观察鼻咽部黏膜的色泽，有无溃疡和分泌物，鼻咽顶后壁及咽隐窝是否对称，有无新生物，并注意咽鼓管开口及后鼻孔有无异常等。

（2）*鼻咽部触诊*　此法用于不能使用上法检查的儿童。助手坐在检查椅子上，搂抱儿童，固定其双手，检查者以左前臂扶持儿童的头部，左手食指将其左侧面颊部软组织挤入上、下牙列之间，然后右手食指伸入鼻咽部进行触诊。检查时注意腺样体的大小，咽隐窝有无肿块，后鼻孔有无闭锁。撤出手指时注意指端有无脓液或血迹。

3. 喉部检查

（1）*间接喉镜检查*　检查者与受检者对坐，受检者张口，尽量伸舌，放松咽喉部。检查者左手用纱布包裹舌前1/3，轻轻向外下方牵拉，右手将已加温的间接喉镜放入咽腔，镜背面紧贴悬雍垂根部，让被检者发“依—依”音，调整镜面角度，仔细观察喉咽部黏膜的色泽，有无红肿、增厚、萎缩、溃疡、新生物，声带有无增厚、结节、息肉及运动状况，梨状窝有无积液等。

（2）直接喉镜检查　检查前禁食，向喉腔黏膜喷雾或滴入1%～2%丁卡因进行麻醉。受检者取仰卧位，头后伸，助手固定其头部，检查者插入直接喉镜，使口腔和喉腔处于一直线上，以期窥清喉腔各部状况。

四、心理－社会状况

听觉、嗅觉的敏锐及嗓音发声与否对工作、学习和生活有很大的影响，因此，耳鼻咽喉科患者的心理问题较明显，护士应及时、准确地评估患者的心理状态，给予相应的护理。

第三节　耳鼻咽喉科患者的常见护理诊断

通过对耳鼻咽喉科患者的全面评估，得出相应的护理诊断。常见的护理诊断包括以下几个方面：

1. 疼痛　与耳鼻咽喉各器官的急慢性炎症、外伤、手术等因素有关。

2. 感知障碍　鼻塞、喷嚏、咽部不适、耳鸣、眩晕等，与炎症、组织肿胀、分泌物潴留、鼻腔填塞等有关。

3. 有感染的危险　与先天性耳前瘘管、咽鼓管功能不良、鼻腔及鼻窦通气引流障碍、慢性病灶存在、耳鼻咽喉科异物或外伤等危险因素有关。

4. 体温过高　与耳鼻咽喉科各种急性炎症有关。

5. 体液不足或有体液不足的危险　由于体液丢失过多，如鼻出血或手术出血以及各种原因引起的呕吐；摄入量不足，如因咽痛而不愿或不敢吞咽；水分蒸发过多，如因发热、气管切开等因素引起。

6. 清理呼吸道无效　由鼻腔、鼻窦、咽、喉、气管炎症或异物引起分泌物增多，咳嗽、咳痰困难等因素引起。

7. 有窒息的危险　与喉部机械性阻塞及神经肌肉损伤或呼吸道炎症有关。

8. 语言沟通障碍　鼻阻塞引起闭塞性鼻音或鼻咽腔不能关闭而形成开放性鼻音；喉部病变造成声音嘶哑或失声；气管切开或全喉切除术后；各种原因引起的耳聋等，可导致语言沟通障碍。

9. 吞咽障碍　由炎症导致疼痛或机械梗阻，如双侧扁桃体Ⅲ度肥大、肿瘤、异物及鼻饲或气管插管等因素引起。

10. 皮肤完整性受损　与损伤及手术切口有关。

11. 焦虑　主要与缺乏耳鼻咽喉科疾病的知识有关，如病情的严重程度、疾病的预后、手术并发症、经济负担、对住院环境不熟悉，以及其他社会因素影响工作、学习等因素。

第四节 耳鼻咽喉科手术患者的常规护理

一、手术前的准备

1. 做好患者的思想工作，解释手术过程等，让患者知道手术前后的注意事项，以及如何配合手术的进行。

2. 术前保持口、鼻、咽喉部位和耳道的清洁，根据病情给予抗生素滴鼻液或滴耳液及漱口液。

3. 术前要根据医嘱，嘱患者少食或禁食，术前用药，准备好手术用物，术前一日按手术要求准备皮肤、剪鼻毛、洗澡、更衣、理发等。

4. 术前取下活动假牙或牙托。

二、手术后的护理

1. 根据患者的病情设置舒适的卧位，对于手术时全麻患者，用全麻的要求进行护理。

2. 注意患者术后伤口的变化情况。

3. 对于手术后的患者，要密切观察患者的体温、呼吸、脉搏和血压的变化情况，对于可能患有颅内并发症的患者要定期检查意识、瞳孔的变化和肢体活动情况，耳源性颅内并发症患者要注意是否有晕眩、面瘫、头痛和颅内压增高的现象。

4. 对于鼻腔有填塞物的患者，要防止松动、脱落，需要用湿纱布盖住口部，防止口干。当鼻腔内填塞物取出后，要观察有无出血情况，叮嘱患者避免打喷嚏，不能用力擤鼻，运动不宜过于剧烈。用麻黄素液滴鼻，防止出血和感染。

5. 咽部手术患者要尽量卧床休息，少说话。

6. 气管切开的患者要保持呼吸道通畅，防止并发症的发生。

第五节 耳鼻咽喉科护理管理

一、门诊护理管理

1. 开诊前检查并添补诊疗桌上的各种常用检查器械、药品及敷料，备好各种办公用品，并按固定位置放好。准备好洗手液、放置污染器械的消毒液和污敷料桶。

2. 安排好患者的就诊次序，保证患者的隐私权不受侵犯。对老弱、幼小患者可安排优先就诊。

3. 对急重症患者，如外伤、鼻出血、呼吸困难等，应安排提前就诊，配合医生做好抢救工作。

4. 对婴幼儿患者，检查时协助医生固定头部。

5. 做好抢救药品和器械的管理，保证处于备用状态，安全使用。

6. 酒精灯内的酒精按时添加，注意安全，防止烫伤患者或工作人员。

7. 做好卫生管理，保持诊室清洁卫生。

二、隔音室护理管理

1. 隔音室应由专职护士与技术人员共同管理，保持室内整洁、空气清新，注意防潮。

2. 备好检查及办公用品，如音叉、纯音听力计、声导抗仪和结果记录单等。仪器应按规定定期校准，耳塞应用肥皂水清洗，并用75%乙醇擦拭。

3. 测试前去除受试者的眼镜、头饰、耳环及助听器等，并清洁外耳道，调整耳机，以免因外耳道软骨部塌陷而造成外耳道阻塞。

4. 向受试者解释测试的目的、过程及配合方法。婴幼儿受检者，应结合其年龄及检查目的选择合适的测试方法，或遵医嘱给予镇静药。

5. 测试过程中，请受试者尽量坐得舒适，避免说话、吞咽及擤鼻等动作，不移动身体，保持安静。

6. 测试结束后，正确记录检查结果并及时送交医师。

三、内镜检查室护理管理

1. 做好治疗前的各种准备工作，包括各种无菌器械、敷料、药品等，内镜严格消毒，各种检查用品放置有序。

2. 各种消毒液配置符合规定，定点放置，标记清晰。

3. 检查前后做好消毒工作，防止交叉感染。

4. 做好患者的核对、解释和健康教育工作，发现疑问时及时与医生联系。

5. 损伤性检查时，应事先检查有无谈话签字单。

同步训练

一、选择题

1. 正常的鼻黏膜为（　　）

A. 色淡红　　B. 表面光滑　　C. 湿润

D. 对麻黄碱敏感　　E. 以上均是

2. 检查口咽部时，压舌板按压的位置是（　　）

A. 舌前1/3处　　B. 舌前2/3处　　C. 舌后2/3处

D. 舌根部　　E. 舌尖部

3. 左扁桃体超过中线，右扁桃体不超过咽腭弓，应记录为（　　）

A. 扁桃体Ⅲ度　　B. 扁桃体Ⅱ度　　C. 扁桃体Ⅰ度

D. 扁桃体：左侧Ⅲ度，右侧Ⅰ度　　E. 以上均不是

4. 音叉林纳试验阴性为（　　）

A. 传音性聋　　B. 感音性聋　　C. 混合性聋

D. 正常　　E. 以上均不是

5. 关于音叉试验，错误的是（　　）

A. 常用的音叉为C256和C512

B. 检查气导时，叉臂末端应与外耳道口在一平面

C. 可初步鉴别耳聋性质

D. 可准确判断听力损失的程度

E. 无法前后比较

二、名词解释

1. 耳聋
2. 林纳试验
3. 眩晕

三、填空题

1. 耳聋可分为________、________、________。
2. 临床上音叉检查最常用的频率为________、________和________。

四、简答题

耳鼻咽喉科患者手术前后有哪些护理常规？

参考答案

一、选择题

1. E　2. B　3. D　4. A　5. D

二、名词解释

略

三、填空题

略

四、简答题

略

第六章　耳鼻咽喉科常见疾病患者的护理

知识要点

1. 掌握急慢性鼻窦炎、鼻咽癌、急性会厌炎、急性喉炎、阻塞性睡眠呼吸暂停低通气综合征、喉阻塞、耳部常见疾病患者的临床表现及护理措施；鼻出血患者的护理评估及常用的止血方法；喉、气管及食管异物患者的急救护理措施。

2. 熟悉慢性鼻炎、咽炎的病理类型；变应性鼻炎、慢性扁桃体炎患者的临床表现及护理措施；耳部常见疾病及喉阻塞患者的护理诊断；喉、气管及食管异物患者的护理评估、护理诊断。

3. 了解鼻疖、鼻咽癌的好发部位、并发症及护理措施；慢性咽炎、喉阻塞患者的护理措施；耳部疾病的病因及发病机制。

第一节　鼻部常见疾病患者的护理

一、鼻疖

鼻疖是鼻前庭、鼻尖部的毛囊、皮脂腺或汗腺的局限性急性化脓性炎症。

【病因及发病机制】

主要致病菌是金黄色葡萄球菌。发病原因：因挖鼻、拔鼻毛而使鼻前庭皮肤损伤所致；继发于鼻前庭炎；机体抵抗力低下（如糖尿病、免疫力缺陷等）。

【护理评估】

1. 健康史　询问患者近期是否有挖鼻、拔鼻毛而损伤鼻前庭或有鼻前庭炎史，询问患者发病前的健康状况，是否伴有糖尿病等病史。

2. 临床表现

（1）症状　患侧鼻前庭内红肿热痛，有时伴有低热和全身不适。

（2）体征　发病初期病变局部隆起，周围浸润发硬、发红；疖肿成熟后顶部有黄白色脓点，溃破则流出脓液，有时排出黄绿色脓栓。严重者可致上唇及面部蜂窝织炎，出现上唇、面部、下睑等处肿痛；可有畏寒、发热、头痛，甚至可引起海绵窦血栓性静脉炎。

【护理诊断及合作性问题】

1. 急性疼痛　与局部炎症反应有关。

2. 潜在并发症　鼻翼或鼻尖软骨膜炎、颊部及上唇蜂窝织炎、海绵窦栓塞。

3. 知识缺乏　缺乏本病及其并发症的防治知识。

【护理措施】

1. 心理护理　关心体贴患者，耐心讲解疾病的治疗、发展、预后等情况，减轻焦虑。

2. 休息与饮食　嘱患者注意休息、多饮水，饮食宜清淡，忌食辛辣食物。

3. 治疗护理

（1）给予抗菌消炎药，辅以解热止痛等对症治疗措施，高热患者给予冰袋冷敷、酒精擦浴等物理降温。

（2）疖肿未成熟者，采用局部热敷、超短波、透热疗法，促进疖肿成熟穿破。

（3）疖肿已成熟者，协助医生行切开引流。

（4）疖肿溃破后，局部消毒，促进引流；破口涂以抗生素软膏。

4. 健康指导

（1）加强身体锻炼，提高机体的抵抗能力。

（2）戒除挖鼻及拔鼻毛的习惯，患鼻疖后切忌挤压或外力碰撞，以防引起颅内并发症，同时及时就诊。

二、慢性鼻炎

慢性鼻炎是鼻黏膜及黏膜下层的慢性炎症。以病程持续数月以上，炎症反复发作，间歇期内亦未恢复正常为特征。临床上分为慢性单纯性鼻炎和慢性肥厚性鼻炎。

【病因及发病机制】

1. 局部因素　急性鼻炎反复发作或未获彻底治疗；慢性化脓性鼻窦炎，脓液长期刺激鼻黏膜；严重的鼻中隔偏曲，阻碍鼻腔通气引流；邻近感染性病灶，如慢性扁桃体炎等。

2. 全身因素　全身慢性疾病、营养不良、长期过度疲劳、不良的生活习惯（如烟酒嗜好）等。

【护理评估】

1. 健康史　应询问患者有无上述局部因素或全身性疾病，有无烟酒嗜好。

2. 临床表现

（1）慢性单纯性鼻炎　①症状：间歇性、交替性鼻塞，鼻分泌物常为黏液性，继发感染后可有脓涕。可有间断嗅觉减退、头痛不适及说话呈闭塞性鼻音，鼻涕向后流入咽喉时可有咽喉不适、多痰等症状。②体征：鼻黏膜肿胀，以下鼻甲最为明显，表面光滑、湿润，呈暗红色。对麻黄素等血管收缩剂的反应明显。鼻腔内有较黏稠的黏液性鼻涕，多聚积于鼻腔底部、下鼻道或总鼻道内。

（2）慢性肥厚性鼻炎　①症状：鼻塞较重，多为持续性。有闭塞性鼻音，嗅觉减退；鼻涕不多，为黏液性或黏脓性，不易擤出；若下鼻甲后端肥大，压迫咽鼓管咽口，可出现耳鸣及听力下降。由于长时间的张口呼吸以及鼻腔分泌物的刺激，易发生慢性咽喉炎。多伴头痛、头昏、失眠及精神萎靡等症状。②体征：鼻黏膜增生、肥厚。下鼻甲黏膜肥厚，色暗红，表面光滑不平，或呈结节状、桑椹状、分叶状。鼻甲骨可肥大，鼻腔底部或下鼻道内可有黏液性或黏脓性鼻涕。

【护理诊断及合作性问题】

1. 舒适改变　鼻塞、头痛、头昏，与鼻黏膜充血、肿胀及分泌物增多有关。

2. 潜在并发症　鼻窦炎、中耳炎等。

3. 知识缺乏　缺乏本病的防治知识。

【护理措施】

1. 心理护理　介绍本病的相关知识，增强患者治疗的信心；查找致病病因，及时治疗。

2. 休息与饮食　戒除烟酒，注意饮食卫生；饮食宜清淡，多食水果、蔬菜，多饮水；起居有规律，保持室内空气新鲜，不过度劳累。

3. 治疗护理

（1）对血管收缩剂敏感者，选用合适的滴鼻剂，并介绍正确的滴鼻法，同时注意预防发生药物性鼻炎。

（2）对血管收缩剂不敏感者，遵医嘱选择下鼻甲硬化剂注射，亦可采用激光、冷冻、微波或射频等治疗。

（3）对拟行手术治疗者，配合医师做好围手术期护理，参见鼻部手术的护理常规。

4. 健康指导

（1）教会患者正确的擤鼻方法，防止发生中耳炎。

（2）嘱患者戒烟酒，生活规律，劳逸结合。

（3）对于从事接触有害气体职业者，嘱其加强防护措施，改善工作环境。

（4）嘱患者加强锻炼，增强机体抵抗力，防止发生感冒。

三、变应性鼻炎

变应性鼻炎是指特应性个体接触变应原后，主要由 IgE 介导的介质（主要是组织胺）释放，并有多种免疫活性细胞和细胞因子等参与的鼻黏膜非感染性炎性疾病。

【病因及发病机制】

本病的发病与遗传及环境密切相关。可为特应型个体，空气污染和变应性鼻炎的发病有明显的关系。常年性变应性鼻炎的变应原与季节性变应性鼻炎的变应原不同。本病的发病机制属Ⅰ型变态反应，也与细胞因子、细胞间黏附分子－1 及部分神经肽的相互作用密切相关。

【护理评估】

1. 健康史　患者一般有接触某种变应原的病史，部分患者可为特应型体质，或有长期接触有害气体史。

2. 临床表现

（1）症状　主要是阵发性喷嚏、清水样鼻涕、鼻塞和鼻痒。部分患者伴有嗅觉减退。

（2）体征　常年性变应性鼻炎患者的鼻黏膜可表现为苍白、充血或浅蓝色。季节性变应性鼻炎患者在花粉播散期，鼻黏膜常呈明显的水肿，以下鼻甲最为明显。

3. 辅助检查　查找致敏变应原，可做特异性皮肤试验、鼻黏膜激发试验和体外特异性 IgE 检测，或用花粉浸液做特异性皮肤试验。

【护理诊断及合作性问题】

1. 舒适改变　鼻痒、喷嚏、流清涕，与过敏反应有关。

2. 潜在并发症　鼻窦炎、支气管哮喘及分泌性中耳炎等。

3. 知识缺乏　缺乏变应性鼻炎的自我护理知识及防治知识。

【护理措施】

1. 心理护理　介绍本病的相关知识，增强患者治疗的信心。

2. 休息与饮食　戒除烟酒，注意饮食卫生，避免接触过敏原；注意劳逸结合，不过度劳累；病室环境应清洁、卫生，冷热适宜，不可受凉。

3. 治疗护理

（1）非特异性治疗　遵医嘱使用糖皮质激素和抗组胺药。

（2）特异性治疗　避免与变应原接触；免疫疗法。

4. 健康指导

（1）避免与变应原接触，嘱患者加强锻炼，增强机体抵抗力。

（2）教会患者正确的擤鼻方法。

（3）嘱患者戒烟酒，生活规律，劳逸结合。

（4）在有粉尘的环境中工作时应戴口罩等。

四、急性鼻窦炎

急性鼻窦炎是鼻窦黏膜的急性卡他性或化脓性炎症，可累及骨质及周围组织和邻近器官，并引起并发症。

【病因及发病机制】

1. 全身因素　过度疲劳、受寒受湿、营养不良、维生素缺乏引起全身抵抗力降低、全身性疾病、内分泌性疾病、急性传染病等，均可诱发本病。

2. 局部因素　鼻腔疾病阻塞鼻道或窦口，影响鼻窦的引流和通气；邻近器官的感染病灶可引起上颌窦炎症；直接感染；鼻窦外伤；鼻腔填塞物留置时间过久；气压骤变等。

【护理评估】

1. 健康史 评估患者有无上述相关的全身性或局部因素，有无明确的诱发因素。

2. 临床表现

（1）症状 全身症状与急性鼻炎相似或加重，表现为畏寒、发热、食欲减退、便秘、全身不适等。局部症状以鼻塞、多脓涕和头痛为主。

（2）体征 ①局部红肿和压痛：急性上颌窦炎表现为颌面、下眼睑红肿和压痛；急性额窦炎表现为额部红肿、眶内上角压痛；急性筛窦炎表现为鼻根及内眦部红肿和压痛。②鼻腔检查：鼻腔黏膜充血、肿胀，以中鼻甲及中鼻道黏膜为主，鼻腔内有大量脓性或黏脓性涕；前组鼻窦炎可见中鼻道有黏脓或脓性分泌物，后组鼻窦炎者脓性分泌物则见于嗅裂。

3. 辅助检查

（1）鼻内镜检查 检查鼻道和窦口及其附近黏膜的病理改变。

（2）影像学检查 鼻窦 CT 扫描可清楚地显示鼻窦炎症改变。

（3）上颌窦穿刺冲洗 即诊断性穿刺，须在患者无发热和在抗生素的控制下施行。冲洗出的脓性分泌物可做细菌培养和药物敏感试验，以利于进一步治疗。

【护理诊断及合作性问题】

1. 急性疼痛 与炎症感染引起黏膜肿胀，以及分泌物、细菌毒素压迫和刺激神经末梢有关。

2. 体温过高 与炎症引起全身反应有关。

3. 知识缺乏 缺乏本病的自我保健知识及防治知识。

4. 潜在并发症 急性咽炎、扁桃体炎、喉炎、气管炎及中耳炎等。

【护理措施】

1. 心理护理 介绍本病的相关知识，增强患者治疗的信心。

2. 休息与饮食 病重者应卧床休息，多饮水；饮食方面要增加营养，戒烟酒，禁食辛辣食物。

3. 治疗护理

（1）给予足量的抗生素治疗，辅以解热止痛等对症治疗措施。

（2）对于高热患者给予冰袋冷敷、酒精擦浴等物理降温。

（3）给予血管收缩剂，可适当加入糖皮质激素和促进鼻黏膜恢复的药物。

（4）按医嘱进行上颌窦穿刺冲洗。

4. 健康指导

（1）加强体育锻炼，增强体质，预防感冒。

（2）教会患者正确的擤鼻方法。

（3）积极治疗全身或局部疾病。

五、慢性鼻窦炎

慢性鼻窦炎多因急性鼻窦炎反复发作或未彻底治愈而迁延所致，可单侧或单窦发病，但双侧发病或多窦发病极为常见。

【病因及发病机制】

本病的病因和致病菌与急性化脓性鼻窦炎相似。特应性体质与本病的关系甚为密切。

【护理评估】

1. 健康史　评估患者有无急性鼻窦炎反复发作史或牙源性上颌窦炎史，有无特应性体质等。

2. 临床表现

（1）症状　全身症状较轻，可有食欲减退、便秘、全身不适等。局部症状有鼻塞、多脓涕、头痛、嗅觉消失或减退、视功能障碍等。

（2）体征　鼻腔黏膜充血、肿胀、肥厚，中鼻甲或筛泡肥大及息肉样变，可伴有鼻息肉。前组鼻窦炎可见中鼻道有黏脓或脓性分泌物，后组鼻窦炎者则见于嗅裂后鼻孔或鼻咽部。

3. 辅助检查

（1）鼻内镜检查　可清楚准确地判断上述各种病变及其部位。

（2）影像学检查　鼻窦 CT 扫描可清楚地显示鼻窦黏膜炎症等。

（3）上颌窦穿刺冲洗　通过穿刺冲洗，了解脓液的性质、量、有无恶臭等，并行细菌培养和药物敏感试验。

【护理诊断及合作性问题】

1. 急性疼痛　与手术机械性损伤、鼻腔填塞有关。

2. 舒适改变　鼻塞、头面部胀痛，与鼻腔分泌物过多和脓液刺激有关。

3. 有感染的风险　与手术创伤、切口经常被污染有关。

4. 知识缺乏　缺乏本病的自我保健知识及防治知识。

5. 潜在并发症　手术后出血、眶蜂窝织炎、球后视神经炎、脑脓肿等。

【护理措施】

1. 心理护理　介绍本病的相关知识，增强患者治疗的信心。

2. 休息与饮食　注意休息，戒除烟酒，禁食辛辣食物。

3. 治疗护理

（1）给予缩血管剂，如 1% 麻黄素。

（2）可适当加入糖皮质激素和恢复鼻黏膜活性的药物。

（3）进行上颌窦穿刺冲洗及负压置换法。

4. 健康指导

（1）加强体育锻炼，增强体质，预防感冒。

（2）教会患者正确的擤鼻方法。

（3）及时彻底治疗全身或局部疾病。

六、鼻出血

鼻出血是临床常见的症状之一，可由鼻部疾病引起，也可由全身疾病所致。

【病因及发病机制】

1. 局部病因 常见于外伤、鼻腔和鼻窦炎症、鼻中隔病变、肿瘤。

2. 全身病因 凡可引起动脉压或静脉压增高、凝血功能障碍或血管张力改变的全身性疾病均可发生鼻出血。常见于急性发热性传染病、心血管疾病、血液病、营养障碍、中毒等。

【护理评估】

1. 健康史 了解患者有无与鼻出血相关的局部因素或全身性疾病，有无家族史，有无接触风沙或干燥气候的生活史，发病后的诊治过程等。

2. 临床表现 根据病因、年龄、鼻出血的部位、出血量及出血次数的不同，鼻出血的症状及体征变化较大。多数鼻出血为单侧，亦可为双侧；可间歇反复出血，亦可呈持续性。轻者涕中带血，数滴或数毫升，重者可达几十毫升甚至数百毫升以上，导致失血性休克。反复出血可引发贫血。儿童、青少年鼻出血的部位多数发生于鼻中隔前下部的易出血区，有时可见喷射性或搏动性小动脉出血。中老年人的鼻出血，常与高血压和动脉硬化有关，出血部位多见于鼻腔后部，位于下鼻甲后端附近的鼻咽静脉丛及鼻中隔后部的动脉。局部疾患引起的鼻出血多发生于一侧鼻腔，而全身疾病引起者，可能两侧鼻腔交替或同时出血。

3. 辅助检查 包括全血细胞计数、出血和凝血时间、凝血酶原时间、血型及其他相关检查。

【护理诊断及合作性问题】

1. 潜在并发症 出血性休克。

2. 恐惧 与反复出血、出血量较多及担心疾病的预后有关。

3. 自理能力下降 与患者大量失血后虚弱、鼻孔填塞引起的疼痛、需减少活动等有关。

4. 知识缺乏 缺乏鼻腔填塞后的自我护理知识及预防鼻腔再次出血的有关知识。

【护理措施】

1. 心理护理 介绍本病的相关知识，安定患者的紧张情绪，消除患者的恐惧感或焦虑感。

2. 休息与饮食 宜卧床休息，避免烦躁。忌食刺激性食物，保持大便通畅。

3. 病情观察 及时测血压、脉搏，必要时予以补液，维持生命体征平稳。严密观察患者鼻腔填塞后或取出后是否有出血；观察填塞纱条是否松动。

4. 治疗护理

（1）治疗时应首先维持生命体征，并冷静协助医师进行止血处理。

（2）遵医嘱给予镇静剂、止血剂及其他支持治疗。

（3）少量出血者可进行简易止血。

（4）反复出血且能找到出血点者，可协助医生用化学药物烧灼法或电烧灼法止血。

（5）对出血较剧、渗血面较大或出血部位不明者，迅速建立静脉通道，给予止血药、补液，并协助医师做好前、后鼻孔填塞止血术。

（6）纱条在鼻腔填塞48 小时后可逐渐抽出，应指导患者用石蜡油滴鼻，以免再次发生出血。

（7）若鼻腔填塞无效，可根据出血部位行相应的血管栓塞术或结扎术，应向患者讲述手术的必要性，配合医师做好术前准备。

5. 健康指导

（1）告知患者鼻出血要以预防为主，高血压患者要控制血压。

（2）戒除挖鼻等不良习惯。

（3）防止鼻部外伤，积极治疗全身或局部疾病。

第二节　咽部常见疾病患者的护理

一、慢性咽炎

慢性咽炎是咽部黏膜、黏膜下组织及淋巴组织的慢性炎症，多见于成人。病程长，症状顽固，较难治愈。

【病因及发病机制】

（1）*局部因素*　急性咽炎、扁桃体炎反复发作或治疗不当而致病情迁延；各种鼻病及慢性呼吸道炎症，长期用口呼吸或炎性分泌物刺激咽部；烟酒过度、粉尘、有害气体刺激等。

（2）*全身因素*　呼吸道疾病、消化道疾病、糖尿病、贫血、维生素缺乏及免疫功能低下等。

【护理评估】

1. 健康史　了解患者的生活工作条件、卫生状况、既往身体状况；有无理化因素反复刺激；有无烟酒不良嗜好；有无上呼吸道的慢性炎症病史等。

2. 临床表现　全身症状不明显，咽部有异物感，空咽时有明显灼热感、干痒或微痛，常有黏稠分泌物附着于咽后壁，导致刺激性咳嗽、恶心。慢性咽炎临床上分为以下三型：

（1）*慢性单纯性咽炎*　咽黏膜弥漫性充血，血管扩张，咽后壁有散在的淋巴滤泡，黏膜表面常有少量黏稠分泌物附着。

（2）*慢性肥厚性咽炎*　咽黏膜充血肥厚，黏膜下组织增生，咽后壁淋巴滤泡显著增生，可融合成片，咽侧索充血肥厚。

（3）慢性萎缩性咽炎　咽黏膜干燥，萎缩变薄，色泽苍白发亮，如“羊皮纸样”，多附有黏稠分泌物或带臭味的黄褐色痂皮。

【护理诊断及合作性问题】

1. 舒适改变　与炎症所致的咽部不适有关。

2. 焦虑　与长期不愈的咽部异物感有关。

3. 知识缺乏　缺乏咽炎的防治及自我保健知识。

【护理措施】

1. 病因治疗　戒除烟酒等不良嗜好，保持室内空气流通，积极治疗鼻炎等慢性疾病，加强锻炼，增强免疫力。

2. 中医药治疗　滋阴清热，可用养阴清肺汤加减，亦可选用胖大海、麦冬、金银花冲饮。

3. 局部治疗

（1）慢性单纯性咽炎　复方硼砂溶液、3%硼酸溶液含漱，亦可含化碘喉片、薄荷喉片等。

（2）慢性肥厚性咽炎　可用激光、微波、化学药物、冷冻或电凝等治疗增生广泛的淋巴滤泡，治疗宜分次进行，以免黏膜瘢痕范围过大。

（3）慢性萎缩性咽炎　用2%碘甘油涂抹咽部，改善局部血液循环，促进腺体分泌。服用维生素促进黏膜上皮生长。

4. 心理护理　仔细向患者介绍疾病的发生、发展及转归过程，使其树立战胜疾病的信心，坚持治疗，减轻烦躁、焦虑心理，促进疾病早日康复。

5. 健康指导

（1）积极治疗临近组织器官及全身相关的慢性疾病，戒除烟酒，少食辛辣刺激性食物。

（2）改善生活、工作环境，保持室内空气清新，避免接触有害刺激性气体。

（3）注意保暖，避免受凉，坚持锻炼，提高免疫力。

二、急性扁桃体炎

急性扁桃体炎是腭扁桃体的急性非特异性炎症。多见于儿童及青少年，常发生于春秋季节交替、气温变化较快时。

【病因及发病机制】

主要致病菌为乙型溶血性链球菌、葡萄球菌、肺炎链球菌、流感嗜血杆菌，腺病毒、鼻病毒也可引起本病。细菌或病毒可单独感染，亦可混合感染，偶见厌氧菌感染。正常人的咽部及扁桃体隐窝内存在某些病原体，当受凉、劳累、烟酒过度致机体抵抗力下降时，病原体大量繁殖而使扁桃体发炎。急性扁桃体炎的病原体可通过飞沫传染。

【护理评估】

1. 健康史　了解患者的居住环境、工作条件、生活习惯、既往身体状况；有无理化因素的长期、反复刺激；有无烟酒等不良嗜好；有无上、下呼吸道的慢性炎症病史等。对患者现有的临床表现进行分析，如咽痛、咽异物感等发生的时间、程度及伴有症状等。

2. 临床表现　急性扁桃体炎起病急骤，临床上可分为两型：

（1）急性充血性扁桃体炎　病变较轻，炎症局限于扁桃体表面黏膜，隐窝与扁桃体实质多无明显的炎症改变，症状有咽痛、低热、头痛、食欲减退等轻度全身不适。检查可见扁桃体充血、肿胀，表面无明显渗出物，病程一般3～5天，可自愈，一般无并发症。

（2）急性化脓性扁桃体炎　局部和全身症状较重，咽痛剧烈，吞咽时加重，可放射至耳部，头痛、寒战、高热，小儿体温可达40℃以上，常哭闹不安、拒食、惊厥、抽搐、呕吐。检查：扁桃体充血肿胀明显，隐窝口有黄白色脓性分泌物，可融合成片状伪膜，局限于扁桃体表面，易于拭去。若炎症侵入扁桃体实质，扁桃体黏膜下可见黄白色点状化脓灶，颌下淋巴结肿大、压痛。

3. 辅助检查　血液检查示白细胞总数、中性粒细胞常增多。

【护理诊断及合作性问题】

1. 疼痛　与扁桃体急性炎症有关。

2. 体温升高　与扁桃体急性炎症有关。

3. 吞咽功能受损　与咽痛剧烈而影响吞咽有关。

4. 潜在并发症　扁桃体周围脓肿、咽旁脓肿、鼻炎、鼻窦炎、喉炎、急性中耳炎、风湿热、关节炎、心肌炎、心内膜炎、肾炎等。

5. 知识缺乏　缺乏急性扁桃体炎预防、治疗、护理的相关知识。

【护理措施】

1. 一般护理　为防止急性扁桃体炎传染，要适当隔离。患者因咽痛剧烈，吞咽时加重，常拒绝进食，需鼓励患者进高营养、易消化的流质或半流质饮食，多饮水，注意休息。

2. 病情观察　如发热3～4日仍不退热，并且体温继续升高，伴有一侧咽痛加剧、语言含糊、张口受限，检查见一侧软腭、腭舌弓红肿膨隆、腭垂偏向对侧，应警惕并发扁桃体周围脓肿。如发现患者鼻塞、流涕、耳痛、听力下降或胸闷、心悸等，应警惕其他并发症的发生，及时报告医生，协助处理。

3. 用药护理

（1）全身应用足量的抗生素或磺胺类药物，首选青霉素，酌情使用糖皮质激素。

（2）病毒感染者给予抗病毒药物。

（3）高热头痛者给予解热镇痛剂。

（4）局部使用复方硼砂溶液或3%硼酸液含漱，含化碘喉片、薄荷片等。

（5）急性扁桃体炎反复多次发作或有并发症者，可在急性炎症消退后行扁桃体摘除术。

4. 手术护理

（1）*术前准备* 详细询问病史，注意有无出血倾向，测量血压，做胸部透视；检查血常规、尿常规、出血和凝血时间；术前用复方硼砂溶液漱口以清洁口腔；术前6小时禁食；术前半小时取适量阿托品和苯巴比妥肌肉注射。

（2）*术后护理* 局麻患者半卧位，全麻患者平卧位，头部偏向右侧；嘱患者吐出口内的分泌物，不要咽下，唾液中有少量血丝属正常现象，如持续吐鲜血提示创面有活动性出血，应立即检查创面，采取止血措施；全麻儿童若不断出现吞咽动作提示已将血液咽下，应检查创面并予以止血；术后嘱患者卧床休息，少语，不能用力咳嗽、吐痰，以防出血；术后第二天开始漱口，保持创面清洁；术后4小时如无出血，可进冷流质饮食；术后第二天如创面白膜均匀完整，进半流质饮食，3天后进软食，两周后可正常饮食。

5. 健康指导

（1）积极防治鼻咽部及全身慢性疾病，戒除烟酒，避免用嗓过度。

（2）改善生活、工作环境，避免接触有害、刺激性气体。

（3）因急性化脓性扁桃体炎有传染性，应适当隔离患者，尽量减少其出入公共场所，指导患者平时坚持锻炼，提高免疫力。

三、慢性扁桃体炎

【病因及发病机制】

主要致病菌为链球菌和葡萄球菌，亦可继发于某些传染病和鼻部炎症。急性扁桃体炎如果未得到适当治疗或反复发作，或扁桃体隐窝引流不畅，窝内细菌、病毒滋生感染，可演变为慢性扁桃体炎症。

【护理评估】

1. 健康史 了解患者的居住环境、生活习惯、既往身体状况；有无扁桃体炎反复急性发作史，理化因素的长期、反复刺激；有无烟酒等不良嗜好等。对患者现有的临床表现进行分析，如咽干、咽痒、咽异物感、干咳等持续的时间、伴随症状等。

2. 临床表现 患者常有上呼吸道感染、扁桃体炎急性发作史，可有咽异物感、咽干、发痒、刺激性干咳、口臭、头痛、低热、乏力、消化不良等症状。儿童扁桃体肿大，可影响呼吸，语言含糊，睡眠打鼾，甚至影响生长发育。检查可见扁桃体、腭舌弓弥漫性充血，呈暗红色，扁桃体有不同程度的肿大，表面不平，有条索状、网状瘢痕，隐窝口有时见黄白色脓栓，用压舌板挤压腭舌弓，隐窝口有黄白色脓样或豆渣样物排出，患者常有下颌角淋巴结肿大。

扁桃体肿大一般分三度，Ⅰ度肿大：扁桃体限于扁桃体窝内；Ⅱ度肿大：扁桃体超出腭咽弓；Ⅲ度肿大：扁桃体接近中线或超过中线。慢性扁桃体炎的轻重不能只看扁桃体的大小，如纤维萎缩型扁桃体炎，扁桃体的体积虽小，亦可能成为病灶，对身体的危害较大。

【护理诊断及合作性问题】

1. 咽异物感　与扁桃体腭舌弓弥漫性充血、扁桃体肿大、隐窝口脓栓有关。

2. 刺激性干咳　与扁桃体肿大、隐窝口脓栓有关。

3. 乏力、消化不良　与隐窝内细菌、脓栓被咽下而刺激肠胃有关。

4. 低热、头痛　与隐窝内细菌、毒素被咽下或吸收有关。

5. 焦虑　与慢性炎症久治不愈、反复发作及并发症有关。

6. 潜在并发症　慢性咽炎、喉炎、中耳炎、风湿性关节炎、风湿性心脏病、肾炎等。

7. 知识缺乏　缺乏慢性扁桃体炎预防、治疗、护理的相关知识。

【护理措施】

1. 非手术疗法

（1）急性发作期同急性扁桃体炎的治疗。

（2）非急性期对症治疗，亦可行免疫疗法，加强体育锻炼，增强抵抗力。

2. 手术疗法

（1）手术适应证　扁桃体炎反复急性发作或有扁桃体周围脓肿者；病灶性扁桃体炎；儿童扁桃体过度肥大，影响呼吸、吞咽及发音者；扁桃体角化症、白喉带菌者、良性肿瘤、恶性肿瘤早期等。

（2）手术禁忌证　扁桃体急性炎症期、急性上呼吸道感染者；凝血功能障碍者；妇女月经前期、月经期、妊娠期；肺结核、肾炎、风湿病活动期、糖尿病、高血压、心脏病。

（3）手术方法　常用扁桃体剥离法、挤切法。

（4）手术护理　同急性扁桃体炎。

3. 健康指导

（1）积极治疗急性扁桃体炎，防止病情迁延，注意保持口腔清洁。

（2）治疗全身慢性疾病，戒除烟酒，避免接触有害、刺激性气体。

（3）指导患者平时坚持锻炼，提高机体免疫力。

四、鼻咽癌

鼻咽癌为鼻咽部常见的恶性肿瘤，位居耳鼻咽喉科恶性肿瘤之首，在我国广东、福建、台湾、广西、湖南等地区较多见。发病年龄多在 40～50 岁之间，男性发病率是女性的 2～3 倍。以鳞状细胞癌多见。

【病因】

鼻咽癌的发病原因与遗传因素、环境因素及 EB 病毒感染有关。

【护理评估】

1. 健康史　了解患者的居住环境、生活习惯、饮食习惯、既往身体状况；家族中有无鼻咽癌患者；有无烟酒等不良嗜好；有无病毒感染史等。对患者现有的临床表现进行分析，如鼻塞、涕中带血、耳鸣、耳闷塞感、头痛等症状及持续的时间、伴随症状等。

2. 临床表现 鼻咽癌多发生于鼻咽顶后壁、咽隐窝处，因解剖位置隐蔽，早期特征不典型，易被忽略或误诊。

（1）鼻部症状 早期常在晨起回吸时痰内带血或有血性鼻涕，一般出血量不多，晚期可有大量出血，瘤体增大可引起鼻塞。

（2）耳部症状 瘤体阻塞或压迫咽鼓管咽口，出现该侧耳闷、耳鸣及听力下降，常伴有鼓室积液。晚期肿瘤可沿咽鼓管进入中耳，出现化脓性中耳炎改变，分泌物呈血性。

（3）颈部淋巴结转移 以此表现为最早发现的症状者，占40%。表现为无痛性肿块，位于颈深部上群淋巴结，质硬、固定、边界不清。

（4）颅神经症状 发生于咽隐窝的肿瘤，可经破裂孔进入颅内侵犯颅神经，引起眼球运动障碍、复视、眼球突出、视力下降、神经性头痛、面部麻木等症状。

（5）远处转移症状 晚期可转移至骨、肝、肺等其他部位。

3. 辅助检查

（1）鼻咽镜检查 能早期发现肿瘤的原发部位。肿瘤常呈小结节状、菜花状或溃疡状，表现为黏膜粗糙不平、糜烂、易出血、鼻咽侧壁隆起等。

（2）脱落细胞学检查 负压吸引鼻咽部的分泌物涂片检查癌细胞，阳性率可达70%～90%。

（3）活体组织检查 取鼻咽部的活体组织进行病理检查，如原发灶不明确而颈部有可疑的肿大淋巴结，可行淋巴结穿刺活检，此为确诊鼻咽癌的依据。

（4）影像学检查 鼻咽部软组织影增厚或骨质破坏。

（5）血清学检查 EB病毒血清学检查可以作为鼻咽癌诊断的辅助指标。

【护理诊断及合作性问题】

1. 恐惧 与被诊断为恶性肿瘤有关。

2. 头痛 与肿瘤侵犯颅神经有关。

3. 鼻塞 与肿瘤及放射治疗有关。

4. 口腔溃疡 与放疗有关。

5. 潜在并发症 鼻出血，与肿瘤侵犯血管有关。

6. 知识缺乏 缺乏对鼻咽癌治疗及预后的正确认识。

【护理措施】

鼻咽癌首选放射治疗。在放疗期间，可配合化疗、中医药及免疫治疗，防止远处转移。

1. 心理护理 首先让患者了解鼻咽癌的治疗及预后，消除对放疗、化疗及恶性肿瘤的恐惧感，使其树立战胜疾病的信心。

2. 疼痛护理 让患者了解头痛发生的机制，让其知道治疗后多数头痛能够明显减轻或消失，使其能够坚持完成正规治疗的疗程。头痛严重者遵医嘱及时给予镇痛剂，减轻患者的痛苦。

3. 出血护理 严密观察患者的出血情况，大量出血时立即通知医生，备好鼻腔填塞的器械、物品，协助医生止血。观察生命体征，做好患者及家属的安慰工作。

4. 口腔护理 指导患者保持口腔清洁，黏膜破溃者遵医嘱使用杀菌剂，用促进组织修复的漱口液含漱。

5. 健康指导

（1）普及鼻咽癌相关知识，一旦确诊，尽早治疗，首选放疗。

（2）有家族遗传倾向者，定期进行鼻咽癌的筛查，如血清学检查、鼻咽部检查等。

（3）养成良好的饮食习惯，少食腌制品，戒除烟酒等。

（4）放疗期间注意消化道反应、鼻黏膜腺体及唾液腺萎缩等并发症，及时检查骨髓、血常规等，防治感染，注意口腔卫生。

（5）高蛋白、高热量、高纤维素饮食，多食果蔬，加强营养，提高机体免疫力。

（6）定期复查，时间分别为3个月、6个月、1年。

五、阻塞性睡眠呼吸暂停低通气综合征

阻塞性睡眠呼吸暂停低通气综合征（OSAHS）指睡眠时上呼吸道发生塌陷阻塞而引起的呼吸暂停和通气不足，伴有打鼾的睡眠障碍性疾病。患者在夜间7个小时的睡眠中，经鼻或经口的呼吸气流发生周期性中断30次以上，每次气流中断的时间，成人为10秒以上，儿童为20秒以上，伴有血氧饱和度下降等一系列病理生理改变。OSAHS在任何年龄均可发生，但以中年肥胖男性多见。

【病因及发病机制】

OSAHS的发生与导致上呼吸道狭窄及软组织塌陷的因素有关。

（1）上呼吸道解剖结构异常导致狭窄。腺样体肥大是儿童OSAHS的主要病因；扁桃体肥大、软腭过长、咽侧索肥厚是成人OSAHS的主要病因；颌骨发育不良、畸形也是OSAHS的常见病因。

（2）上呼吸道扩张肌肌力降低。

（3）呼吸中枢调节功能障碍。

另外，肥胖、妊娠期、更年期、甲状腺功能低下、糖尿病等因素也可诱发或加重本病。

【护理评估】

1. 健康史 了解患者的饮食习惯、生活习惯、既往身体状况、运动情况，有无鼻咽部疾病史，家族中有无鼾症患者等。

2. 临床表现

（1）*打鼾* 鼾声超过60分贝，影响别人休息。

（2）*呼吸暂停* 憋气反复发作，严重者夜间常常憋醒。打鼾和呼吸暂停于仰卧位

加重，因此严重者常不能仰卧位睡眠。

（3）白天嗜睡 轻者白天困倦、乏力，重者白天嗜睡，注意力不集中，记忆力减退，反应迟钝，工作效率降低。

（4）晨起后头痛、口干 此为睡眠时张口呼吸所致。

3. 辅助检查

（1）多导睡眠监测 这是诊断 OSAHS 的一项重要检查，每夜 7 小时睡眠过程中，呼吸暂停及低通气反复发作 30 次以上，或睡眠呼吸暂停低通气指数≥5 次/小时，则有诊断意义。

（2）影像学检查 X 线、CT、MRI 检查，对查明病因、判断阻塞部位有帮助。

（3）内镜检查 鼻内镜、纤维鼻咽镜、喉镜等对明确病因、病变部位及性质有意义。

【护理诊断及合作性问题】

1. 气体交换受损 与上呼吸道狭窄和塌陷有关。

2. 睡眠紊乱 与打鼾、呼吸暂停有关。

3. 焦虑 与打鼾影响他人休息、生活质量受影响有关。

4. 潜在并发症 呼吸衰竭、心肌梗死、猝死，与憋气、心肌缺氧有关。

5. 知识缺乏 不了解本病的严重程度，缺乏相关的知识。

【护理措施】

1. 心理护理 让患者表述自己的痛苦，给予安慰和疏导，耐心解答患者的疑问，消除其对治疗、手术及预后的担心，嘱家属及亲友对其多支持、多鼓励，有利于疾病的治疗。

2. 病情观察 夜间密切观察患者的呼吸情况，发现憋气时间过长时及时叫醒患者，床头备好急救用品。

3. 治疗护理

（1）安排患者住单人病房，避免鼾声影响他人睡眠。

（2）建议患者减肥，减少食物的摄入量，加强体育锻炼，以减轻症状。

（3）晚饭及睡前忌饮酒，不服用安眠药，以免加重症状。

（4）建议患者侧卧位或半坐卧位休息，以减轻患者的症状。

（5）应用舌保护器使舌保持轻度前置位，避免舌后坠，以减轻呼吸道阻塞症状。

4. 手术护理 同扁桃体摘除术。

5. 健康指导

（1）防止感冒，加强体育锻炼，增强抵抗力。

（2）戒除烟酒，合理饮食，控制体重。

（3）不宜从事高空作业、驾驶等潜在危险工作。

（4）加强卫生宣教，提高对 OSAHS 危险性的认识。

第三节　喉部常见疾病患者的护理

一、急性会厌炎

急性会厌炎是以声门上区会厌为主的喉部急性炎症，起病急、发展迅速，治疗不及时常因会厌肿胀而堵塞呼吸道，引起窒息。儿童及成人皆可患病，冬、春季发病较多。

【病因及发病机制】

1. 感染　主要致病菌为乙型流感嗜血杆菌，亦可为链球菌、葡萄球菌、肺炎双球菌等混合感染。细菌、病毒可单独感染，也可混合感染，偶见厌氧菌感染。

2. 变态反应　变态反应使会厌高度水肿而堵塞呼吸道。

3. 其他　异物、外伤、内窥镜检查或气管插管时损伤、吸入有害气体等均可引起本病。

【护理评估】

1. 健康史　了解患者有无鼻咽部炎症病史；了解患者的生活习惯、职业及爱好；有无粉尘、有害物质长期吸入史；有无烟酒等不良嗜好等。

2. 临床表现

（1）全身症状　起病急，大多有发热、畏寒、头痛、乏力等全身不适症状，严重时可伴有吸气性呼吸困难。

（2）局部症状　喉痛剧烈，吞咽时加重，重症者常饮水呛咳、唾液外溢、语言含糊不清，一般无声音嘶哑。

3. 辅助检查

（1）间接喉镜检查　可见会厌红肿，舌面明显，严重时会厌呈球形，若会厌脓肿形成，会厌舌面可见黄白色脓点。

（2）X线检查　可显示肿胀、增大的会厌。

【护理诊断及合作性问题】

1. 疼痛　与炎症引起的会厌充血、肿胀有关。

2. 体温过高　与会厌炎引起的炎症反应有关。

3. 窒息的危险　与会厌肿胀而堵塞呼吸道有关。

4. 吞咽困难　与会厌肿胀及吞咽时疼痛剧烈有关。

5. 知识缺乏　不了解本病的严重程度，缺乏对会厌炎危险性的认识。

【护理措施】

1. 心理护理　耐心解答患者的疑问，消除其焦虑情绪和对疾病的恐惧感，给予安慰和疏导，有利于疾病的治疗。

2. 病情观察　密切观察患者的呼吸情况，有无吸气性呼吸困难、吸气性软组织凹陷、吸气性喉喘鸣等症状，出现上述症状时及时报告医生。

3. 一般护理 嘱患者卧床休息，进易消化、清淡的半流质饮食，用漱口液漱口，保持口腔清洁。

4. 治疗护理

（1）全身应用足量的抗生素和糖皮质激素以控制感染，减轻水肿。对于出现明显喉阻塞症状者，应及时行气管切开术，以免发生窒息。

（2）局部抗生素加激素雾化吸入，减轻局部水肿，促进炎症消退，并使分泌物稀释，易于咳出。

（3）会厌脓肿形成者，可在喉镜下切开排脓（备好吸引器）。

（4）进食困难者，应给予静脉补液等支持疗法。

5. 健康指导

（1）加强体育锻炼，增强抵抗力，预防上呼吸道感染。

（2）改善生活、工作环境，避免有害物质吸入。

（3）一旦出现吞咽剧烈疼痛、呼吸困难，应及时就诊。

二、急性喉炎

急性喉炎是喉黏膜的急性炎症，好发于冬、春季节，可以是上呼吸道炎症的一部分，也可以局限于喉部。小儿的病情较成人重，若治疗不及时，可因并发喉阻塞而危及生命。

【病因及发病机制】

1. 感染 腺病毒、流感病毒感染多见，常继发细菌感染，如溶血性链球菌、肺炎双球菌等，也可继发于麻疹、百日咳、猩红热等急性传染病。

2. 滥用嗓音 如大声喊叫、剧烈咳嗽、用嗓过度等。

3. 其他 理化刺激、烟酒过量、变态反应常为本病的诱因。

【护理评估】

1. 健康史 了解患者有无急性鼻炎、急性咽炎反复发作病史；有无过度用嗓、声音嘶哑反复发作史；有无粉尘、有害物质长期吸入史；有无烟酒嗜好等。

2. 临床表现

（1）*成人急性喉炎* 声音嘶哑，讲话费力，重者失音，同时伴有喉干痒，异物感，阵发性咳嗽，有时有轻微喉痛、发热及全身不适。

（2）*小儿急性喉炎* 声音嘶哑大多不严重，常表现为夜间突然加重的吸气性呼吸困难，重者出现四凹征、犬吠样咳嗽、吸气性喉喘鸣。呼吸困难加重时出现烦躁不安、出汗、面色发绀等。若呼吸浅快，多示病情恶化，如不及时抢救，常因呼吸循环衰竭而死亡。

3. 辅助检查 间接喉镜检查见喉黏膜及声带弥漫性充血、肿胀，呈鲜红色，两侧对称，声门可有闭合不全的现象，晚期喉黏膜上可有脓性分泌物附着。

【护理诊断及合作性问题】

1. 疼痛 与喉黏膜炎症引起的充血、肿胀有关。

2. 体温过高　与喉黏膜炎症有关。

3. 语言沟通障碍　与声带充血水肿导致声音嘶哑、失音有关。

4. 窒息的危险　与小儿急性喉阻塞有关。

5. 知识缺乏　缺乏耳鼻咽喉科疾病的预防和保健知识。

【护理措施】

1. 心理护理　耐心向患者及其家属解释病情，消除患者对疾病的疑问、焦虑、恐惧，给予安慰和疏导，鼓励其配合疾病的治疗。

2. 病情观察　小儿急性喉炎应住院治疗，密切观察患儿的呼吸情况，必要时吸氧，严重病例做好气管切开准备。

3. 一般护理　禁声或少说话，避免咳嗽，使声带充分休息。

4. 治疗护理　感染重者全身应用抗生素和糖皮质激素，局部抗生素加激素雾化吸入，保持室内空气流通，戒烟酒，减轻喉黏膜充血水肿。高热者给予物理降温，呼吸困难者及时吸氧，出现明显喉阻塞症状者及时气管切开，以免发生窒息。

5. 健康指导

（1）向患者进行卫生宣教，加强体育锻炼，提高身体的抵抗力，预防上呼吸道感染。

（2）改善生活和工作环境，避免有毒、有害物质吸入。

（3）提高对小儿急性喉炎严重性的认识，一旦出现呼吸困难则应及时就诊。

三、喉阻塞

喉阻塞又称喉梗阻，是因喉部或其邻近组织器官病变引起的喉腔肿胀、狭窄或阻塞，出现以吸气性呼吸困难为主要症状的症候群。喉阻塞可引起缺氧，处理不及时可引起窒息而危及患者的生命。由于小儿解剖生理上的特点，其发生喉阻塞的机会较多，病情也较重。

【病因及发病机制】

1. 炎症　如急性会厌炎、小儿急性喉炎、急性喉气管支气管炎、咽后脓肿、咽白喉、颌下蜂窝织炎等。

2. 异物　喉部、咽部、支气管异物，可造成机械性阻塞，还可引起喉痉挛。

3. 外伤　喉挫伤、切割伤、烧灼伤、喉气管插管性损伤、内窥镜检查损伤等。

4. 肿瘤　喉部良性或恶性肿瘤、颈部肿瘤等。

5. 水肿　喉部血管神经性水肿、变态反应等引起的喉水肿。

6. 其他　先天性喉畸形、喉瘢痕狭窄、双侧喉返神经麻痹等。

【护理评估】

1. 健康史　了解患者近期有无上呼吸道感染病史，有无喉部外伤史，有无粉尘等有害物质吸入史。对小儿患者要注意有无可吸入异物接触史，注意患者咳嗽、呼吸困难的特征等。

2. 临床表现 吸气性呼吸困难是喉阻塞的主要特征。声门是喉腔最狭窄的部位，声带略向上倾斜，正常情况下吸气时气流推压声门而使其斜向内下，但因声带外展而使声门开大，因此呼吸通畅，当声门因充血肿胀狭窄时，吸入的气流将声带推向内下方，两侧声带彼此靠近，使声门更为狭小，因而出现吸气性呼吸困难。呼气时气流自下而上将声带向两侧推开，故不出现呼气困难。吸气时气流通过狭窄的声门，声带发生振动而出现吸气性喉喘鸣，声门下黏膜肿胀时，可产生犬吠样咳嗽。由于吸气时空气不能顺利通过声门进入肺部，胸腔内负压增大，使胸壁的软组织内陷，出现胸骨上窝、锁骨上窝、肋间隙、上腹部等处的软组织凹陷。病变在声门处，声带因活动障碍而发生声音嘶哑，甚至失音。喉阻塞使机体缺氧，表现为烦躁不安、四肢发冷、出冷汗、唇指发绀、面色苍白、脉细数，若不及时抢救可导致循环衰竭、昏迷甚至死亡。

临床上为了利于病情观察，制定正确的治疗方案，根据病情轻重、缺氧程度，将喉阻塞分为四度。

Ⅰ度：安静时无症状，哭闹或活动时有轻度吸气性呼吸困难、吸气性喉喘鸣、软组织凹陷现象。

Ⅱ度：安静时出现轻度吸气性呼吸困难、吸气性喉喘鸣、软组织凹陷，活动时加重，不影响睡眠和进食，缺氧症状不明显，无烦躁不安等。

Ⅲ度：安静时有明显的吸气性呼吸困难，吸气性喉喘鸣较响，软组织凹陷明显。出现烦躁不安、脉搏加快等缺氧症状，患者难以入睡，不愿进食。

Ⅳ度：呼吸极度困难。因严重缺氧和体内二氧化碳潴留，患者坐卧不安，出冷汗，面色苍白或紫绀，大、小便失禁，脉搏细弱，血压下降。如不及时抢救，常因窒息而死亡。

3. 辅助检查 病情轻者先检查，确诊后再治疗；病情危重者，先抢救，喉梗阻缓解后再进一步检查。常用影像学和内窥镜检查，必要时做血气分析。

【护理诊断及合作性问题】

1. 有窒息的危险 与喉阻塞有关。

2. 恐惧 与呼吸困难、害怕因窒息而死亡有关。

3. 语言沟通障碍 与声音嘶哑、失声或气管切开有关。

4. 潜在并发症 窒息、低氧血症、气管切开术后感染等。

5. 知识缺乏 缺乏喉阻塞的知识，对目前的健康状况缺乏正确的认识。

【护理措施】

1. 心理护理 向患者及其家属解释呼吸困难的原因、喉梗阻的治疗方法及疗效，给予安慰和疏导，减轻患者的恐惧感。

2. 病情观察 密切观察患者的呼吸情况，必要时吸氧，床旁备气管切开包、气管套管、吸引器等，随时做好气管切开的准备。

3. 一般护理 患者应保持安静，绝对卧床休息，减少刺激因素，小儿应避免哭闹，以免加重呼吸困难。

4. 治疗护理　因感染引起者，全身应用抗生素和糖皮质激素治疗，密切观察疗效。呼吸困难不缓解反而加重者，及时行气管切开术，以免发生窒息。

5. 气管切开术护理

（1）*术前护理*　做好术前准备和病情观察，气管切开术一般取仰卧头后伸位，患者肩下垫小枕头。

（2）*术后护理*　①保持气管套管通畅：按时清洁和消毒内套管，一般6～12小时1次，分泌物多时可每小时1次，内套管清洁和消毒后立即放回，以免外套管被分泌物阻塞。用0.5%新霉素和0.5%糜蛋白酶溶液直接滴入气管套管内，利于分泌物排出，预防感染。②及时吸出呼吸道内分泌物：采取负压吸引，吸引管从气管套管口插入，抽吸气管内分泌物，动作轻柔，负压不能过大，以免损伤气管内壁。③保持呼吸道湿润：控制病室的温度在20℃～25℃，湿度60%～70%，鼓励患者多饮水，补充体内的水分，利于痰液咳出。④防止导管脱出：经常检查气管套管系带，注意调整其松紧度，松紧度以容纳一手指为度。⑤预防感染：保持局部清洁，定期清洁和消毒切口，及时更换纱布垫。⑥预防并发症：常见并发症有皮下气肿、纵隔气肿、出血、气胸等。术后密切观察患者的呼吸、脉搏、血压，观察患者缺氧症状有无明显改善，如果无改善反而加重，应立即报告医生，及时处理。⑦拔管护理：当喉阻塞症状解除，病因消除，患者呼吸恢复正常后，可准备拔管。拔管前先堵管24～48小时，堵管期间密切观察患者的呼吸情况，如活动及睡眠时呼吸平稳才可拔管。如果堵管期间患者出现呼吸困难，应立即取出堵管塞子。对拔管后的患者也应密切观察病情变化，发现异常则及时报告医生。⑧带管出院患者的护理：因病情需要而带管出院的患者，应教会患者或家属取出、清洁、消毒和放入内套管的方法，更换纱布垫的方法，湿润呼吸道的方法，脱管等意外的紧急处理方法。注意遮盖套管口，防止异物吸入。

6. 健康指导

（1）向公众宣传喉阻塞的原因、后果及预防知识，提高机体免疫力，预防上呼吸道感染。

（2）养成良好的进食习惯，做到进食不语。

（3）尽量避免小儿进食花生、瓜子、果冻等食物，防止异物吸入。

第四节　耳部常见疾病患者的护理

一、外耳道炎

外耳道炎是指外耳道皮肤或皮下组织弥漫性感染性炎症，分急、慢性两种，在潮湿的热带地区发病率很高。

【病因及发病机制】

常因挖耳引起外耳道皮肤损害；或游泳、洗头、洗澡时脏水进入外耳道，长时间浸泡；或因化脓性中耳炎的脓液刺激外耳道软骨部的皮肤而引起局部的感染。全身性疾病使抵抗力下降，也是本病的诱因。致病菌以溶血性链球菌和金黄色葡萄球菌多见，热带地区以绿脓杆菌最多见。

【护理评估】

1. 健康史 评估患者有无中耳炎外耳道分泌物外溢、耳内是否进水、挖耳损伤外耳道皮肤等病史，有无其他全身性疾病，如糖尿病、慢性肾炎、贫血、内分泌紊乱、慢性便秘等。

2. 临床表现

（1）症状 急性者表现为耳痛、灼热，可流出少量分泌物。慢性者外耳道发痒，有少量渗出物。小儿表现为哭闹、不安、挠耳等。

（2）体征 急性者耳郭牵拉痛及耳屏压痛，外耳道皮肤局限性或弥漫性充血、肿胀，有浆液性分泌物渗出，重者肿胀明显，致外耳道狭窄或闭塞，皮肤糜烂。慢性者外耳道皮肤增厚或结痂、破裂、脱屑、分泌物积存，可致外耳道狭窄。耳周淋巴结肿大、触痛。

3. 辅助检查 血常规检查示白细胞总数升高，嗜中性粒细胞升高。

4. 心理－社会评估 评估患者对本病的认识程度、情绪状况、所在环境以及对疼痛的耐受力等。

【护理诊断及合作性问题】

1. 疼痛 与外耳道炎症刺激及皮肤张力增大有关。

2. 体温过高 与外耳道急性炎症引起全身反应有关。

3. 焦虑 与耳痛、发热以及缺乏相关知识有关。

4. 知识缺乏 与缺乏外耳道炎的防治知识有关。

【护理措施】

1. 心理护理 向患者解释病情，使患者情绪稳定，消除其紧张、焦虑的心理，使其积极配合治疗和护理。

2. 休息与饮食 饮食宜清淡，忌食辛辣食物。体温升高时应卧床休息、多饮水。

3. 治疗护理

（1）指导患者局部使用硼酸酒精及抗生素等外擦。必要时服用镇静止痛剂。

（2）保持外耳道干燥、清洁。可用3%双氧水清洗外耳道分泌物，并放置无菌纱条。

（3）切开排脓者，用3%双氧水清洁外耳道脓液及分泌物。

（4）慢性者可用抗生素与糖皮质激素类合剂、糊剂或霜剂局部涂敷，不宜涂太厚。

4. 健康教育

（1）加强健康知识的宣传教育，纠正挖耳的习惯。

（2）游泳、洗头时，污水入耳后应及时拭净。

（3）保持外耳道清洁，及时清除或取出外耳道异物或耵聍，操作时注意勿损伤外耳道。

二、鼓膜外伤

鼓膜外伤是因直接或间接外力损伤所引起的鼓膜损伤。

【病因及发病机制】

直接损伤多见于器械伤，如硬物挖耳损伤，高温溶液溅入耳道烧伤，取外耳道异物或耵聍时不慎损伤鼓膜。间接损伤多见于气压损伤，如掌击耳部、爆震声冲击、潜水。其他如颞骨纵行骨折和外耳道飞虫性异物可导致鼓膜外伤。

【护理评估】

1. 健康史　评估患者有无直接或间接外力损伤病史。

2. 临床表现

（1）症状　突感剧烈耳痛、耳鸣、耳闭塞感和听力下降，有时耳道有少量出血。爆震伤可致内耳损伤而出现眩晕等。

（2）体征　鼓膜呈不规则形新鲜穿孔，穿孔边缘及外耳道内有少量血迹或血痂。听力检查呈轻、中度传音性耳聋，合并有内耳损伤的为混合性耳聋。颅底骨折者可有脑脊液耳漏。

3. 心理－社会评估　评估患者因耳痛、耳鸣、听力下降等不适而引起的焦虑不安，甚至恐慌失聪的情况，进行相应的护理。

【护理诊断及合作性问题】

1. 疼痛　耳痛，与鼓膜损伤有关。

2. 感知改变　耳鸣、听力下降，与鼓膜穿孔或内耳损伤有关。

3. 潜在并发症　与鼓膜破裂、细菌可能侵入中耳有关。

【护理措施】

1. 心理护理　向患者解释病情，耐心与患者交谈，做好心理疏导、安慰工作，使患者树立信心、情绪稳定，积极配合治疗和护理。

2. 治疗护理

（1）用75%酒精清洁外耳道，用消毒干棉球堵塞外耳道口，保持干燥。

（2）严禁外耳道冲洗或滴药，防止外耳道进水，以免继发中耳感染。

（3）告知患者防寒保暖，避免感冒，外伤3周内勿用力擤鼻。

（4）全身应用抗生素2周，促进伤口愈合。

3. 健康教育

（1）加强卫生宣传，严禁用硬物挖耳。取耵聍或外耳道异物时操作要谨慎，勿损伤鼓膜。

（2）避免掌击耳部，如预知附近有爆破声时，应立即张口或戴防护耳罩，用棉花、手指堵塞耳道。

（3）疑似鼓膜外伤者，及时到医院就诊。

三、急性分泌性中耳炎

急性分泌性中耳炎是以中耳鼓室积液及听力减退为主要特征的中耳黏膜非化脓性炎症。本病较常见，冬、春季节多发，青少年的发病率相对较高。本病又称急性渗出性中耳炎、急性卡他性中耳炎、胶耳等。

【病因及发病机制】

1. 咽鼓管功能障碍 此为本病的基本病因。主要原因是鼻及鼻咽部病变引起咽鼓管机械性阻塞，如肥厚性鼻炎、腺样体肥大、鼻咽部肿瘤等；或咽鼓管自身的功能障碍，如软腭麻痹、腭裂、气压改变等，使咽鼓管口不能正常开放，中耳内的气体逐渐被黏膜吸收而形成中耳腔负压，中耳黏膜下静脉扩张，管壁通透性增加，黏膜下腺体分泌增强，逐渐形成中耳腔积液。

2. 中耳炎症 一些低毒性的细菌感染中耳，引起中耳黏膜的炎症，导致中耳腔积液。

3. 免疫反应 中耳是一个独立的免疫防御系统，细菌感染可产生中耳黏膜的变态反应，致渗出物增加。

【护理评估】

1. 健康史 评估患者是否有感冒、急慢性鼻炎、鼻窦炎、腺样体肥大、鼻中隔偏曲、头颈部放疗等病史。

2. 临床表现

（1）*症状* 可有低热及全身轻度不适。局部主要表现为轻微耳痛，耳闭塞感，间歇性低音调耳鸣，听力下降，在打哈欠、吞咽、喷嚏或擤鼻时稍觉好转，患者常自觉听自己说话的声音比平时响亮，而听别人说话的声音则感到遥远，称自听增强现象。

（2）*体征* 检查见鼓膜放射状充血，鼓膜内陷，表现为光锥缩短、变形或消失，锤骨柄向后上移位，锤骨短突明显外突。可见鼓室积液，透过鼓膜可见到液平面。

3. 辅助检查 听力检查呈轻、中度传音性聋。声导抗测试呈平坦型（B 型）图，此为分泌性中耳炎的典型曲线。负压型（C 型）图示鼓室负压、咽鼓管功能不良，中耳可有积液。

4. 心理－社会评估 患者因耳痛、耳鸣与听力下降而产生焦虑心理；儿童因对声音反应迟钝，注意力不集中，学习成绩差，被别人责备、嘲笑而产生自卑心理，护士应对上述情况进行评估，并进行相应的护理。

【护理诊断及合作性问题】

1. 舒适改变 耳痛、耳鸣、耳闷塞感，与咽鼓管阻塞、鼓室积液有关。

2. 沟通障碍 与听力减退有关。

3. 焦虑 与担心疾病的预后有关。

4. 知识缺乏 缺乏急性分泌性中耳炎的防治知识。

【护理措施】

1. 心理护理 耐心解释病情，告知患者本病的发生与鼻咽部疾病有关，向患者解释治疗措施，减轻患者的精神负担及焦虑情绪，鼓励患者积极配合治疗和护理。

2. 治疗护理

（1）遵医嘱给予广谱敏感抗生素治疗，酌情应用糖皮质激素，也可用中药辅助治疗，如鼻咽清毒颗粒等。

（2）可用1%麻黄碱滴鼻液滴鼻，每日3次，以保持或恢复鼻腔或咽鼓管通畅。

（3）鼓室积液较多，可行鼓膜穿刺抽液；鼓室积液黏稠者，可行鼓膜切开术。术后遵医嘱给予抗生素，预防继发中耳感染。

（4）急性炎症期过后，可采用波氏球法、导管法或捏鼻鼓气法行咽鼓管吹张，消除中耳腔的负压状态，促进听力恢复。

3. 健康教育

（1）加强卫生宣传，向患者介绍急性分泌性中耳炎的相关知识，提高对本病的认识。

（2）指导患者积极治疗鼻咽部疾病，消除本病的病因。

（3）教会患者正确的擤鼻方法，避免鼻腔分泌物进入咽鼓管而加重或引起本病。

（4）加强身体锻炼，增强体质，加强营养，提高机体抵抗力。

四、急性化脓性中耳炎

急性化脓性中耳炎是致病菌直接侵入中耳而引起的中耳黏膜的急性化脓性炎症。本病多见于儿童，常继发于上呼吸道感染，冬、春季多见。

【病因及发病机制】

本病主要为细菌感染。常见的致病菌为肺炎双球菌、流感嗜血杆菌、溶血性链球菌、葡萄球菌等。感染途径有以下几方面：

1. 咽鼓管途径 最常见。急性上呼吸道感染、急性传染病、用力擤鼻、哺乳姿势不当、不当的咽鼓管吹张等，使细菌经咽鼓管进入中耳。

2. 鼓膜途径 细菌通过外伤后或陈旧性的鼓膜穿孔直接进入中耳。

3. 血行感染 较少见。身体其他部位感染灶的细菌经血液循环进入中耳。

【护理评估】

1. 健康史 评估患者是否有上呼吸道感染、传染病史；近期是否进行过鼓膜穿刺或置管、咽鼓管吹张等治疗；了解擤鼻的习惯、婴幼儿吮乳的姿势以及是否有污水入耳等情况。

2. 临床表现

（1）全身症状 轻重不一，可有畏寒、发热、食欲减退。儿童常有高热惊厥、呕吐、腹泻、哭闹不安等症状。

（2）局部症状 耳痛明显，感觉耳深部搏动性跳痛或刺痛，可向同侧头、枕部放射。有明显的听力下降，伴低音调耳鸣。鼓膜穿孔流脓后，耳痛明显减轻，听力有所改善，全身症状缓解。

（3）体征　早期鼓膜松弛部、锤骨柄及紧张部周边充血，继之鼓膜弥漫性充血、肿胀，向外膨出，鼓膜标志不清。鼓膜穿孔较小时，鼓膜表面可见“灯塔征”，即脓液自穿孔处呈搏动性溢出，形成闪烁的亮点。外耳道有大量的脓性分泌物流出，乳突部可有轻度压痛。耳周淋巴结肿大、压痛。

3. 辅助检查　血常规检查见白细胞总数及中性粒细胞增多，听力检查呈传导性聋，X线检查见乳突部呈云雾状模糊，但无骨质破坏。

4. 心理－社会评估　患者因发热、剧烈耳痛、耳流脓和听力下降而造成不安和焦虑；患者及家属担心本病能否治愈，听力能否恢复；少数患者由于缺乏相关知识，不积极配合治疗，过早停药，致使反复发作而转为慢性，护士应对上述情况进行评估，并进行相应的护理。

【护理诊断及合作性问题】

1. 耳痛　与中耳急性感染有关。

2. 体温过高　与中耳急性化脓性炎症有关。

3. 感知改变　听力减退，与鼓室积脓和鼓膜穿孔有关。

4. 焦虑　与耳痛剧烈、听力下降有关。

5. 知识缺乏　与缺乏急性化脓性中耳炎的防治知识有关。

【护理措施】

1. 心理护理　向患者解释病情、治疗方案，消除患者的紧张、焦虑情绪，使其积极配合治疗。

2. 休息与饮食　注意休息，多饮水，进易消化、富含营养的软质食物，忌海腥、羊肉及辛辣食物，忌烟酒，保持大便通畅。

3. 治疗护理

（1）遵医嘱及时给予足量而有效的抗生素，常用青霉素、头孢菌素等。在炎症消退、流脓停止后仍需继续用药3～5天，以免复发或转为慢性。

（2）发热者给予退热处理，耳痛剧烈者给予止痛剂。如持续多天耳痛较重、高热不退，可行鼓膜切开术。

（3）滴耳。鼓膜穿孔前用2%酚甘油滴耳，以消炎止痛；穿孔后先用3%过氧化氢或生理盐水清洗外耳道，用棉签擦净外耳道的分泌物，再用抗生素溶液滴耳，如0.3%氧氟沙星、2.5%氯霉素甘油等。

（4）滴鼻。指导患者于鼻腔滴1%麻黄碱液，可减轻咽鼓管咽口肿胀，有利于引流。

4. 健康教育

（1）鼓励患者锻炼身体，提高身体素质，积极预防和治疗上呼吸道感染。

（2）积极治疗鼻咽部疾病。

（3）指导婴儿家属正确的喂奶方法，防止发生溢奶而使奶液进入咽鼓管。

（4）教会患者正确的洗耳和滴耳方法，以保证治疗效果。

五、慢性化脓性中耳炎

慢性化脓性中耳炎是中耳黏膜、骨膜或深达骨质的慢性化脓性炎症。临床上常合并慢性乳突炎，以间断或持续性耳流脓、鼓膜穿孔和听力下降为特点，严重者可引起颅内、外并发症，重者危及生命。

【病因及发病机制】

多因急性化脓性中耳炎未及时治疗或治疗不当而迁延所致。鼻、咽部的慢性病灶也是重要的发病原因之一。常见的致病菌为金黄色葡萄球菌、变形杆菌、铜绿假单胞菌等，有时可见两种以上的细菌混合感染。

【护理评估】

1. 健康史　评估患者是否曾患急性化脓性中耳炎，是否有鼻咽部慢性炎性病灶，是否有免疫功能低下等情况。

2. 临床表现　慢性化脓性中耳炎根据临床表现和病理改变的不同，分为三型：单纯型、骨疡型、胆脂瘤型。

（1）*单纯型*　最常见，病变局限于中耳黏膜，又称为黏膜型。常为间歇性耳流脓，脓液呈黏液性或黏脓性，无臭味；鼓膜紧张部有中央性穿孔，听骨完整。听力检查呈轻度传导性聋，X 线检查无骨质破坏。

（2）*骨疡型*　病变累及骨质，可有听骨破坏，中耳腔可有肉芽组织增生，又称坏死型或肉芽型。常为持续性流脓，脓液黏稠，常有臭味，可有血丝或耳内出血；鼓膜多为边缘性穿孔，紧张部大穿孔；鼓室内有肉芽组织。听力检查呈中、重度传导性聋，颞骨 CT 扫描可有骨质破坏。

（3）*胆脂瘤型*　胆脂瘤并非肿瘤，是由鼓膜或外耳道脱落上皮在中耳腔堆积而成的囊性结构。由于囊内物质含有胆固醇结晶，故称胆脂瘤。增大的胆脂瘤压迫周围骨质，或因其产生的溶酶体酶、胶原酶等对骨质侵蚀破坏，使炎症扩散，导致一系列颅内、外并发症，又称为危险型。常为持续性耳流脓，有特殊恶臭；鼓膜松弛部或紧张部后上方有边缘性穿孔，可见灰白色豆腐渣样物质。听力检查呈重度传音性聋或混合性聋，中耳 CT 扫描或乳突 X 线检查均可见明显的骨质破坏，称“胆脂瘤腔洞”。

3. 心理 – 社会评估　患者不知本病的危险性，常不予以重视；少数患者因久治不愈、听力障碍、长期流脓或担心手术效果而焦躁不安，护士应对上述情况进行评估，并进行相应的护理。

【护理诊断及合作性问题】

1. 感知改变　听力下降，与鼓膜穿孔、中耳炎症有关。

2. 耳流脓　与中耳长期慢性炎症有关。

3. 潜在并发症　颅内并发症，如脑膜炎、脑脓肿等；颅外并发症，如面神经麻痹、迷路炎、耳后骨膜下脓肿等，与炎症扩散有关。

4. 知识缺乏 缺乏与本病有关的治疗和自我保健知识。

【护理措施】

1. 心理护理 耐心解释病情，向患者解释治疗措施，减轻患者的精神负担及焦虑情绪，鼓励患者积极配合治疗和护理。

2. 休息与饮食 注意劳逸结合，予以富含营养、易消化的饮食，忌烟酒。

3. 病情观察

（1）观察耳脓性分泌物是否减少或停止，听力是否提高，有无头痛、颈痛、眩晕等不适。若伴剧烈头痛、呕吐和神志改变，提示可能有耳源性颅内并发症的发生，应立即报告医生并协助护理。

（2）中耳乳突手术后，密切注意有无面瘫、眩晕、恶心呕吐、头痛、耳痛等症状，一旦出现上述症状，须及时报告医生。

（3）术后7天拆线，2周内逐渐取出外耳道内填塞物，每日换药，观察乳突腔的恢复情况。

4. 治疗护理

（1）及时治疗上呼吸道感染，口服广谱抗生素，忌用耳毒性的抗生素。

（2）耳部护理。首先脓液必须做细菌培养和药物敏感试验，以供选用恰当的抗生素治疗。用3%双氧水彻底清洗外耳道脓液，或用小棉签清除外耳道内的脓液，保持外耳道清洁和引流通畅、指导患者正确使用各种滴耳剂滴耳。常用0.3%氧氟沙星滴耳液、2.5%氯霉素甘油。

（3）单纯型：耳流脓停止1~3个月后，咽鼓管通畅、鼓膜穿孔较大者，应行鼓膜修补术或鼓室成形术，以提高听力，防止再感染。

（4）骨疡型或胆脂瘤型：尽早行手术治疗。手术的目的是彻底清除病灶组织，重建听力。常用的手术方式有乳突根治术、鼓室成形术等。

（5）遵医嘱给予营养神经药和维生素治疗，常用的有维生素C、三磷腺苷等，促进听力好转。

5. 健康教育

（1）根本的预防在于防止急性化脓性中耳炎的发生，一旦发生，应及时进行治疗，以防演变成慢性。

（2）加强卫生宣教，普及慢性化脓性中耳炎的防治知识，尽早就医，科学用药，坚持治疗，避免耳源性颅内、外并发症的发生。

（3）积极锻炼，增强体质，减少急性发作，延缓耳聋的进程。

六、突发性耳聋

突发性耳聋是一种突然发生、原因不明、进展较快的感音神经性聋。多在3日内听力急剧下降。发病急，进展快，为耳科急诊之一，常见于成年人，多为单侧发病。

【病因及发病机制】

确切的病因尚不清楚，目前认为可能与病毒感染、血管病变、迷路窗膜破裂和迷路水肿有关，另外，也可能与自身免疫、代谢障碍等有关。

【护理评估】

1. 健康史 评估患者有无过度疲劳、病毒感染、情绪波动、悲伤、感冒及烟酒过度等因素，有无自身免疫异常和代谢异常等病史。

2. 临床表现

（1）症状 多单耳发病，亦可双侧同时或先后受累，双侧耳聋往往以一侧为重。突感持续性高音调耳鸣，继而听力迅速减退，可伴有眩晕、恶心、呕吐等不适。若病情较轻，不伴眩晕且能尽早就诊者，听力有可能逐渐恢复，反之则恢复缓慢，甚至成为永久性聋。

（2）体征 外耳道、鼓膜检查无异常，伴眩晕者在发作初期可有轻度的眼球震颤。听力检查呈重度的感音神经性聋。

3. 心理－社会评估 患者因听力损失突然发生，伴持续性高音调耳鸣，影响日常生活和工作；患者担心听力不能恢复，常承受巨大的精神压力，护士应对上述情况进行评估，并进行相应的护理。

【护理诊断及合作性问题】

1. 感知改变 听力下降、耳鸣，与内耳病变等因素有关。

2. 焦虑 与听力迅速减退、担心难以恢复有关。

3. 社交障碍 与参与交谈困难有关。

4. 知识缺乏 与缺乏突发性聋的防治知识有关。

【护理措施】

1. 心理护理 要积极主动地和患者交流，关心体贴患者，做好解释工作，稳定患者的情绪，消除患者紧张、焦虑的心理，使其积极配合治疗和护理。

2. 休息与饮食 按时休息，保持良好的睡眠；宜进低盐、低脂、清淡饮食，忌烟酒、浓茶、咖啡等刺激性食物。

3. 治疗护理

（1）治疗越早越好。主要通过扩张血管、营养神经、补充维生素和微量元素等药物治疗。如遵医嘱给予低分子右旋糖酐、能量合剂、10%葡萄糖、糖皮质激素及复合维生素等治疗。

（2）对感染引起的突发性聋，应进行抗感染治疗。

（3）伴有耳鸣、恶心呕吐的患者，遵医嘱给予镇静剂、止吐剂等对症处理。

（4）理疗或高压氧舱治疗，对内耳微循环障碍者有辅助疗效。

（5）当听力障碍影响学习、工作和日常生活时，应佩戴助听器。

4. 健康教育

（1）加强卫生宣教，介绍突发性聋的基本防治知识。

（2）告知患者突发耳鸣、听力下降需及时检查，把握治疗时机，尽早治疗。

（3）耳聋重者注意交通安全，外出时尽量有人陪伴。

七、梅尼埃病

梅尼埃病是膜迷路积水所致的内耳疾病。以突发性眩晕、耳鸣、听力下降、耳闷塞感为主要临床特征。青壮年多发，单耳多见。

【病因及发病机制】

病因与发病机制尚未完全明确，可能与内耳微循环功能障碍、病毒感染、变态反应、自主神经功能紊乱、内分泌功能失调、膜迷路机械性阻塞及内淋巴吸收障碍等有关。膜迷路积水、蜗管及球囊膨大，可刺激耳蜗及前庭感受器，进而引发一系列临床症状。

【护理评估】

1. 健康史 评估患者有无上呼吸道感染、疲劳、情绪波动史，有无反复发作的眩晕、耳鸣和听力障碍等病史。

2. 临床表现

（1）症状 突发性旋转性眩晕，自觉天旋地转，站立不稳，身体有向一侧倾倒的感觉，体位变动或睁眼时眩晕加重，多伴有恶心呕吐、面色苍白、出冷汗、血压下降等自主神经症状，神志完全清醒，数十分钟或数小时后症状可缓解，但眩晕反复发作者多见。听力下降明显，呈波动性，间歇期听力可恢复，但长期反复发作可导致不可逆的感音神经性聋。有持续性耳鸣，发作期较重，眩晕缓解后耳鸣减轻或消失。常有同侧头部及耳内闷胀感。

（2）体征 外耳道及鼓膜正常，咽鼓管通畅，发作期可见强弱不等的水平性或旋转性自发性眼震，眼震快相指向健侧。

3. 辅助检查

（1）听力检查 初始时为轻度感音神经性聋，缓解后听力恢复正常；长期反复发作后，可为中、重度感音神经性聋。

（2）前庭功能检查 初次发作者，可显示患侧的前庭功能亢进，或有向患侧的优势偏向；多次发作者，患侧的前庭功能减退甚至消失，或有向健侧的优势偏向。

（3）平衡试验 闭目直立试验多向患侧倾倒，闭目行走多向患侧偏斜。

4. 心理－社会评估 患者因该病可致眩晕，发作时异常痛苦、惊恐；部分患者反复发作、病程长而影响生活与工作，进而产生焦虑与烦躁不安的心理，护士应对上述情况进行评估，并进行相应的护理。

【护理诊断及合作性问题】

1. 感知改变 耳鸣和听力下降，与膜迷路积水有关。

2. 舒适改变 与眩晕、恶心、呕吐有关。

3. 焦虑 与眩晕反复发作有关。

4. 有外伤的危险　与眩晕有关。

5. 知识缺乏　与缺乏梅尼埃病的防治知识有关。

【护理措施】

1. 心理护理　向患者讲解本病的有关知识，使其主动配合治疗和护理，消除其紧张、恐惧心理，使之心情愉快，精神放松，以增强其战胜疾病的信心。

2. 休息与饮食　急性发作期嘱患者在安静、通风、光线稍暗的环境中卧床休息；进食高蛋白、高维生素、低脂肪、低盐饮食，适当限制入水量。

3. 病情观察　观察眩晕发作的次数、程度、持续时间、耳鸣、眼球震颤的类型、患者的自我感觉以及神志、面色等情况。

4. 治疗护理

（1）遵医嘱给予适当的对症治疗。利尿脱水剂，如50%葡萄糖、20%甘露醇等；镇静剂，如地西泮、异丙嗪等；抗组胺药，如苯海拉明等；钙离子拮抗剂，如氟桂利嗪等；抗眩晕药，如甲磺酸倍他司丁等；血管扩张剂以及维生素类药物等。这些药物可减轻膜迷路积水，改善内耳微循环，缓解眩晕等症状，利于患者休息。

（2）对发作频繁、听力严重损失、保守治疗无效而选择内耳手术治疗者，护士应告知手术的目的及注意事项，并积极做好术前准备，手术护理同耳部手术的一般护理常规。

5. 健康教育

（1）告知患者要低盐饮食，保持心情愉快，精神放松，合理地安排工作和休息，做到劳逸结合，增强体质，避免复发。

（2）指导患者复发时应静卧休息，且应有人陪伴，以防意外。

第五节　喉、气管及食道异物患者的护理

一、喉异物

喉异物是耳鼻咽喉科的急症，多发生在幼儿，临床比较少见。声门裂是整个呼吸道最狭窄的部位，一旦异物嵌顿，立即引起呼吸困难，常因抢救不及时发生窒息而死亡。

【病因及发病机制】

多因口含异物或进食时，突然大声说话或哭笑而将异物吸入喉部。异物种类繁多，常见的有果核、鱼骨、花生米、蚕豆、果冻等。

【护理评估】

1. 健康史　了解患者在发病前有无明确的异物吸入史或异物接触史。

2. 临床表现

（1）症状　可出现吸气性呼吸困难和剧烈呛咳，并伴有不同程度的喉痛、声嘶、吸气性喘鸣及发绀等。若异物较大，可立即引起窒息。尖锐异物可损伤喉黏膜而继发

感染。

（2）体征　间接喉镜或直接喉镜多可发现异物。

3. 辅助检查　X线喉侧位片可显示不透光异物。

4. 心理-社会评估　患者多为儿童，病史讲述不清，若症状不典型，易被忽视或延误治疗；部分患者及家属对喉异物缺乏了解，担心异物取出困难，进而产生焦虑不安的心理，护士应对上述情况进行评估，并进行相应的护理。

【护理诊断及合作性问题】

1. 有窒息的危险　与异物阻塞声门裂有关。

2. 有感染的危险　与异物损伤喉黏膜有关。

3. 知识缺乏　与缺乏喉异物的预防知识有关。

【护理措施】

1. 心理护理　安抚患者，向患者解释病情、治疗方法及预后，消除患者及家属的紧张、恐惧心理，使其积极配合治疗。

2. 休息与饮食　卧床休息，避免哭闹不安而引起异物移位，卡住声门而引起窒息。术前禁食、禁水，术后按医嘱进食流质或半流质饮食。

3. 病情观察

（1）密切观察呼吸情况，如呼吸困难突然加重，立即报告医生，及时施行有效的救治措施。

（2）注意观察有无呼吸道感染的早期征象，如体温升高、咳嗽、多痰等，应与医生联系，以便及时处理。

（3）异物取出后，应继续观察患者，以便发生喉水肿时能予以紧急处理。

4. 治疗护理

（1）准备好抢救物品，如氧气、负压吸引器、气管插管、气管切开包等急救物品。

（2）配合医生尽快做好直接喉镜或间接喉镜检查前的各项准备，术前禁食4小时。

（3）协助医生在全麻下行直接喉镜或间接喉镜检查，取出异物。

（4）喉异物伴感染者，遵医嘱给予广谱抗生素，预防呼吸道感染。

5. 健康教育

（1）向患者及家属讲解喉异物的相关知识，做到预防为主。

（2）小儿进食时不可嬉笑、哭闹、追逐，防止因哭、笑、跌倒而误吸。

（3）纠正小儿口中含物的不良习惯，以免误吸。

（4）疑似喉异物的患者应及时就诊，做相关检查，以免漏诊。

二、气管与支气管异物

气管、支气管异物分为内源性和外源性两类，临床上以外源性者多见，是耳鼻咽喉科常见的急危重症之一。多发生于5岁以下的儿童，偶见于成人。

【病因及发病机制】

1. 幼儿的牙齿发育不全，不能将硬食物（如花生、豆类、瓜子等）嚼碎，喉的保护性反射功能亦不健全，易将异物吸入气道。

2. 儿童口含塑料笔帽或硬币等玩耍，成人口含针或钉等物品作业，尤其是仰头作业时，突然说话、哭笑、不慎跌倒时，易将异物误吸入下呼吸道。

3. 食用润滑类食物，如海螺、果冻等，有时用力吸食亦可将其误吸至气道内。

4. 鼻腔异物钳取不当，落入气管。

5. 全麻或昏迷患者吞咽功能不全，如护理不当，可误将异物吸入气管。

6. 呼吸道病变所致的渗出物、痂皮、纤维蛋白膜或其他坏死物质存留于气道内。

异物进入气管与支气管后所引起的反应及后果，与异物的大小、性质、形状及停留时间有关。轻者可引起气管与支气管的损伤，出现相应的临床表现，重者则因呼吸道严重受阻而窒息死亡。

【护理评估】

1. 健康史 了解患者在发病前有无明确的异物吸入史或异物接触史，是否突然发病。对全麻或昏迷患者，应着重了解有关的护理记录及监护情况。

2. 临床表现

(1) 气管异物 ①症状：异物进入气管，即发生剧烈咳嗽和不同程度的呼吸困难。较大的异物阻塞气管常导致严重的呼吸困难或窒息。较小的异物进入气道后，若黏附于气道壁，症状可暂时缓解；若异物小而光滑，可随呼吸气流上下活动，引起阵发性咳嗽。②体征：听诊时于颈下段或胸骨上端可闻及拍击声，两肺呼吸音无明显差异，有时可听到因气道狭窄而产生的喘鸣音。

(2) 支气管异物 ①症状：早期症状与气管异物相似。若异物停留在支气管内不移动，则可能只出现轻微咳嗽。若异物为植物性异物，脂肪酸刺激可引起支气管黏膜炎症，亦可引起咳嗽、痰多、喘鸣及发热等全身症状。如一侧支气管异物，多无明显的呼吸困难。双侧支气管异物时，可出现呼吸困难。②体征：听诊患侧呼吸音减弱或消失。合并感染时，听诊可闻及干、湿啰音。

(3) 并发症 若异物不能及时取出，可引起相应的并发症。如急性支气管炎、吸入性肺炎、肺气肿、肺不张或肺脓肿。严重的肺气肿会因咳嗽而使肺泡破裂，造成气胸、纵隔气肿或皮下气肿。

3. 辅助检查 X线透视及照片能直接发现不透光的气管和支气管异物，如金属性异物；固定在一侧支气管的非金属性异物，常显示一侧肺气肿或肺不张，或有纵隔摆动现象。

4. 心理－社会评估 患者多为儿童，病史讲述不清，若症状不典型，易被忽视而未能及时就医，延误治疗；部分患者及家属对气管及支气管异物缺乏了解，担心异物取出困难，易产生焦虑不安的情绪，护士对上述情况进行评估，并进行相应的护理。

【护理诊断及合作性问题】

1. 有窒息的危险 与异物较大而阻塞气管有关。

2. 有感染的危险 与异物损伤气管、支气管黏膜有关。

3. 恐惧 与异物阻塞气道而致呼吸困难有关。

4. 知识缺乏 与缺乏气管、支气管异物的预防知识有关。

5. 潜在并发症 气胸、纵隔或皮下气肿，可因阻塞性肺气肿明显或剧烈咳嗽而致细支气管或肺浅表组织破裂。

【护理措施】

1. 心理护理 向患者解释病情、治疗方法及预后，消除患者及家属的紧张、恐惧心理，使其积极配合治疗。

2. 休息与饮食 卧床休息，避免哭闹不安。术前禁食、禁水，术后按医嘱进食流质或半流质饮食。

3. 病情观察

（1）密切观察患者的呼吸情况，备好氧气、负压吸引、气管切开包等急救物品。

（2）如呼吸困难骤然加重，应立即给予吸氧。并告知医生，及时采取必要的治疗措施。但忌用吗啡、哌替啶等抑制呼吸的药物。

（3）注意观察有无呼吸道感染的早期征象，如体温升高、咳嗽、多痰等，应与医生联系，以便及时处理。

4. 治疗护理

（1）对于施行气管镜检查的患者，应积极配合医生做好各项术前准备工作，如禁食、禁水及术前用药等。并详尽地向患者及家属介绍手术的目的、过程、术中及术后的注意事项以及可能发生的并发症等情况，认同手术治疗并且积极配合。

（2）对于婴幼儿患者，施行支气管镜检查并取出异物时，可能会发生喉水肿，引起呼吸困难和声音嘶哑。因此，术后应及时给予吸氧、抗生素和激素治疗。如发生严重的呼吸困难，经药物治疗和吸氧等无缓解并呈现进行性加重时，应及时告诉医生，予以处理，必要时行气管切开术。

（3）全麻术后，麻醉尚未清醒前，设专人护理，头偏向一侧，防止误吸分泌物；及时吸净口腔内及呼吸道的分泌物，保持呼吸道通畅。

5. 健康教育

（1）向患者及家属讲解气管、支气管异物的相关知识，做到预防为主。

（2）婴幼儿避免进食花生、瓜子、豆类等食物。

（3）小儿进食时不可嬉笑、哭闹、追逐，防止因哭、笑、跌倒而误吸。

（4）纠正小儿口中含物的不良习惯，以免误吸。

（5）重视重症昏迷及全麻患者的护理，随时清除口内的分泌物，以防呕吐物及分泌物吸入下呼吸道，有活动性义齿应及时取下。

三、食管异物

食管异物是耳鼻咽喉科常见的急症之一，多与进食不慎有关。本病可发生于任何年龄，但多见于老人及儿童。

【病因及发病机制】

1. 最常见的原因是注意力不集中或进食仓促，误将混在食物中的异物咽下所致。

2. 儿童咽反射尚未健全，易将含于口内的物品误咽。

3. 老年人的牙齿疏松，咀嚼功能差，口腔黏膜感觉欠灵敏，义齿过松，易误吞异物。

4. 食管本身的疾病、痉挛和肿瘤时，易将异物嵌塞于食管。

5. 睡眠、醉酒、昏迷或全麻时易发生误吸。

异物种类繁多，成人中以鱼刺、鸡骨、肉块、义齿等多见，儿童以硬币、针钉、枣核等多见。异物停留的部位，最常见于食管入口，其次为食管中段第二狭窄处，发生于下段者较少见。

【护理评估】

1. 健康史 了解患者在发病前有无明确的异物误咽史或自服史，并了解异物的种类、性质以及发病后是否继续进食等。

2. 临床表现

(1) *症状* 可发生吞咽疼痛和吞咽困难，异物位于食管上段时，疼痛部位多在颈根部或胸骨上窝处；异物位于食管中段时，常表现为胸骨后疼痛，并可放射至背部。异物较小或较圆钝时，疼痛较轻，主要是异物感，进食时有梗阻感；尖锐及形状不规则的异物，疼痛剧烈，吞咽时加重，出现吞咽困难；异物较大者，面容痛苦，张口流涎，不能进食；巨大的食管异物可压迫气管后壁，引起呼吸困难，甚至窒息。

(2) *体征* 间接喉镜检查：异物位于食管上段，尤其有吞咽困难的患者，有时可见梨状窝积液。颈部有压痛。

(3) *并发症* 若异物不能及时取出，将会引起各种严重的并发症，如食管炎、纵隔脓肿、颈动静脉或主动脉破裂大出血、气管-食管瘘及脓胸等。

3. 辅助检查 食管吞钡挂棉透视或照片可大致明确有无异物存留及存留的部位；食管镜检查是确诊的方法，同时可取出异物。未能确诊者，但症状典型，疑似食管穿孔、出血，应采用食管碘油造影或胃镜检查，以明确诊断。

4. 心理-社会评估 患者发病后，产生紧张、焦虑甚至恐慌心理；部分患者存在侥幸心理，不及时就医，从而延误诊治，护士应对上述情况进行评估，并进行相应的护理。

【护理诊断及合作性问题】

1. 舒适改变 与异物嵌顿于食管而引发疼痛、吞咽困难有关。

2. 有窒息的危险 与异物较大而向前压迫气管后壁有关。

3. 知识缺乏 与缺乏食管异物的预防知识有关。

4. 焦虑 与疼痛、吞咽困难及其严重的并发症有关。

5. 潜在并发症 异物刺破食管壁可发生感染，引发食管周围脓肿、食管穿孔、纵隔脓肿、大出血、营养失调、电解质紊乱。

【护理措施】

1. 心理护理 多数患者及家属感到焦虑与担心，应给予安慰和开导，解释本病的治疗及可能的预后情况，消除患者紧张、焦虑的心理，使其积极配合治疗和护理。

2. 休息与饮食 注意休息，禁食、水。

3. 病情观察

（1）注意观察患者的呼吸情况，防止窒息的发生。一旦发生呼吸困难应及时处理。

（2）注意观察患者吞咽疼痛和吞咽困难是否加重，是否出现发热、胸痛、呕血、黑便或呼吸困难等新情况。出现异常情况时，应立即报告医生并协助护理。

4. 治疗护理

（1）食管异物通过食管镜检查将异物取出，应配合医生做好各项准备工作，包括禁饮食、术前用药等。同时，向患者及家属介绍手术方式、术中注意事项。

（2）食管异物患者术前应及时补液，以补充营养，维持水、电解质平衡。

（3）异物取出术后4小时可进食流质或半流质食物，无其他并发症者，可逐步恢复正常饮食。

（4）食管异物伴有食管穿孔者应置入鼻饲管供给营养，全身给予足量的抗生素。

（5）食管异物伴有食管壁损伤或合并感染者，给予广谱抗生素。

5. 健康教育

（1）提倡文明进食，细嚼慢咽，预防食管异物的发生。

（2）教育儿童不宜将玩物含于口内玩耍，以免发生误吞。

（3）要及时修复松动的义齿，以免进食时脱落而被误吞。

（4）误咽异物后，应尽早就医，及时取出，切忌自行吞咽大食团、馒头等，以免加重损伤。

同步训练

一、选择题

1. 鼻疖禁忌挤压的主要原因是（　　）

　A. 鼻部有丰富的血管

　B. 鼻部有丰富的淋巴

　C. 细菌毒力强

　D. 静脉无瓣膜，回流至海绵窦

　E. 感染易扩散

2. 慢性单纯性鼻炎的主要症状是（　　）

　A. 双侧持续性鼻塞

　B. 双侧间歇性或交替性鼻塞

　C. 阵发性喷嚏

D. 清水样鼻涕多

E. 鼻塞伴有经常性头痛

3. 对麻黄碱不敏感的是（　　）

A. 正常鼻黏膜　B. 慢性单纯性鼻炎　C. 慢性肥厚性鼻炎

D. 变应性鼻炎　E. 以上均不是

4. 变应性鼻炎的分泌物为（　　）

A. 黏稠量多　B. 黏稠量少　C. 清稀量多

D. 清稀量少　E. 有恶臭

5. 急性额窦炎引起的头痛（　　）

A. 晨轻，午后重　B. 晨重，午后轻　C. 中午最剧

D. 晚上最剧　E. 无明显的时间规律

6. 青少年鼻出血常见于（　　）

A. 下鼻甲前端　B. 下鼻道后端　C. 鼻中隔前下方

D. 鼻中隔后上方　E. 鼻腔顶部

7. 3~6 岁的儿童患慢性额窦炎，最适宜的治疗方法为（　　）

A. 鼻窦负压置换疗法　B. 鼻内镜手术额窦开放　C. 全身抗生素治疗

D. 使用激素类滴鼻药　E. 鼻眼净滴鼻

8. 对于出血较剧、渗血面较广的鼻出血，下列止血方法哪项是正确的（　　）

A. 指压止血　B. 烧灼止血　C. 血管结扎

D. 填塞止血　E. 药物止血

9. 鼻腔凡士林纱条填塞，留置时间为（　　）

A. 12~24 小时　B. 24~48 小时　C. 3~4 天

D. 5~6 天　E. 7~10 天

10. 鼻出血的处理，哪项错误（　　）

A. 轻微出血可采用局部止血法

B. 凡有鼻出血均应后鼻孔填塞

C. 找不到出血点可先采用前鼻孔填塞

D. 有明确出血点可用烧灼法

E. 顽固出血局部处理无效者可行血管结扎

11. 咽鼓管阻塞最常导致（　　）

A. 鼻炎　B. 鼻窦炎　C. 咽炎

D. 扁桃体炎　E. 分泌性中耳炎

12. 急性分泌性中耳炎的临床表现，正确的一项是（　　）

A. 鼓膜穿孔　B. 鼓膜内陷　C. 高音调持续性耳聋

D. 耳流脓　E. 常伴有眩晕

13. 急性化脓性中耳炎最常见的感染途径是（　　）

A. 咽鼓管

B. 常继发于上呼吸道感染
C. 年龄越小，发病率越高
D. 鼓膜穿孔后，耳痛减轻
E. 鼓膜充血、内陷、振动差

14. 下列哪一项不是慢性化脓性中耳炎的临床特点（　　）
A. 耳反复流脓　　B. 听力下降　　C. 鼓膜穿孔
D. 可引起并发症　　E. 常伴有眩晕

15. 梅尼埃病的主要病理变化是（　　）
A. 外淋巴积水　　B. 膜迷路积水　　C. 耳石膜脱落
D. 自身免疫异常　　E. 以上均不是

16. 急性扁桃体炎的护理诊断，不包括（　　）
A. 疼痛　　B. 体温过高　　C. 吞咽能力受损
D. 潜在并发症　　E. 鼻塞

17. 喉阻塞患者的症状，不包括（　　）
A. 吸气性呼吸困难　　B. 吸气性喘鸣　　C. 四凹征
D. 发绀　　E. 扁桃体肥大

18. 小儿吸气性呼吸困难主要见于（　　）
A. 急性喉炎　　B. 急性肺炎　　C. 急性扁桃体炎
D. 过敏性哮喘　　E. 急性咽炎

19. 阻塞性睡眠呼吸暂停低通气综合征的护理诊断，不包括（　　）
A. 疼痛　　B. 睡眠紊乱　　C. 气体交换受损
D. 潜在并发症　　E. 焦虑

20. 鼻咽癌的发病原因主要与下列哪种病毒有关（　　）
A. 腺病毒　　B. EB 病毒　　C. 冠状病毒
D. 轮状病毒　　E. HIV 病毒

21. 急性扁桃体炎最常见的并发症是（　　）
A. 扁桃体周围脓肿　　B. 咽旁脓肿　　C. 咽后脓肿
D. 急性鼻窦炎　　E. 关节炎

22. 治疗急性化脓性扁桃体炎，首选（　　）
A. 抗病毒药物　　B. 雾化吸入　　C. 青霉素
D. 解热镇痛剂　　E. 手术治疗

23. 患者，男性，25 岁。昨晚参加篮球比赛，早上起床后右耳突然耳鸣，呈高音调持续性，听力明显下降，为重度感音神经性聋，检查右耳外耳道及鼓膜无异常。最可能的诊断是（　　）
A. 突发性聋　　B. 急性分泌性中耳炎　　C. 梅尼埃病
D. 外耳道炎　　E. 急性化脓性中耳炎

24. 女，12 岁，吃饭时误吞鱼骨，突感吞咽痛，急诊行食管吞钡挂棉透视，发现第

4 胸椎水平有挂棉征，最可能的诊断是（　　）

A. 支气管异物　　B. 食管癌　　C. 食管异物

D. 食管狭窄　　E. 食管穿孔

25. 患儿，男，3 岁，发热 2 天，体温 39.5℃，犬吠样咳嗽，哭闹时出现吸气性呼吸困难伴吸气性喉喘鸣，声音嘶哑，最可能的诊断是（　　）

A. 急性扁桃体炎　　B. 急性喉炎　　C. 急性鼻窦炎

D. 急性会厌炎　　E. 急性咽炎

26. 患者，男，32 岁，发热 2 天，体温 38.9℃，喉痛剧烈，饮水呛咳，语言含糊不清，会厌红肿，会厌舌面可见黄白色脓点，最可能的诊断是（　　）

A. 急性会厌炎　　B. 急性喉炎　　C. 急性鼻窦炎

D. 急性扁桃体炎　　E. 急性咽炎

二、名词解释

1. 变应性鼻炎
2. 急性分泌性中耳炎
3. 阻塞性睡眠呼吸暂停低通气综合征
4. 喉梗阻

三、简答题

1. 列表鉴别慢性单纯性鼻炎与慢性肥厚性鼻炎。
2. 简述急性化脓性中耳炎细菌侵入中耳的途径。
3. 急性扁桃体炎的临床表现有哪些?
4. 鼻咽癌的护理措施有哪些?

参考答案

一、选择题

1. D　2. B　3. C　4. C　5. C　6. C　7. A　8. D　9. B　10. B　11. E　12. B　13. A　14. E　15. B　16. E　17. E　18. A　19. A　20. B　21. A　22. C　23. A　24. C　25. B　26. A

二、名词解释

略

三、简答题

略

第七章　口腔颌面部的应用解剖及生理

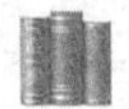

知识要点

1. 熟悉牙体牙周组织的应用解剖。
2. 了解口腔组织结构和颌面部的应用解剖。

口腔颌面部（Oral and Maxillofacial Region）的范围在临床上泛指解剖学中的面部及固有颈部，上起眶上缘、颧弓上缘至乳突的连线，下至胸骨颈静脉切迹、胸锁关节、锁骨上缘至第7颈椎棘突连线，口腔内的后界为口咽部。包含有颌面部的骨、皮肤、肌肉、唾液腺、口腔、颞下颌关节、血管、淋巴组织和神经等。其为人体经常外露的部位，是外形美的重要代表区域。相邻的颅脑、眼、耳、鼻、喉等重要器官和部位发生炎症、肿瘤、外伤等疾病时，会影响到视觉、嗅觉、呼吸、咀嚼、吞咽、言语及面部表情等功能。

根据颌面部的解剖特点，可将其分为眶部、眶下部、颊部、颧部、鼻部、唇部、颏部、颏下部、下颌下部和腮腺咬肌部。临床上为应用方便，常以双眼瞳孔间的连线和口裂水平线将面部分为上、中、下三部分。颌面部的骨性结构由14块骨组成：左右对称性排列的有上颌骨、鼻骨、泪骨、颧骨、腭骨和下鼻甲；单一的有下颌骨及犁骨。上颌骨与泪骨、筛骨、鼻骨、犁骨、腭骨、颧骨、颧弓共同构成面部中1/3的支架，面下1/3主要由下颌骨支撑，借颞下颌关节与颅底相毗邻。口腔颌面部病变多发生于面中、下部。

第一节　口腔的组织结构

口腔（Oral Cavity）前界为唇，后界为咽门，两侧为颊，包括牙弓与舌体（图7－1）。其为消化道的起始部，具有重要的生理功能，参与摄食、吮吸、咀嚼、味觉、消化、吞咽、语言等。闭口时牙槽突与牙弓将口腔分为两部分，前外侧部为口腔前庭，后内侧部为固有口腔。

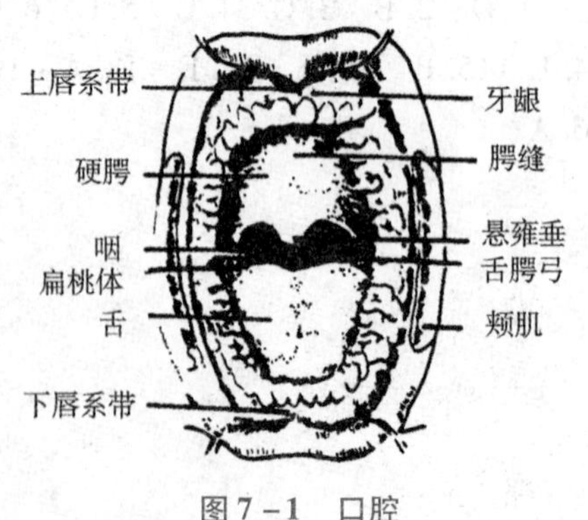

图7－1　口腔

【唇】

唇分上、下唇。分别以鼻底、鼻唇沟和颏唇沟为界，由皮肤、口轮匝肌和黏膜组成，唇部皮肤毛囊丰富，是疖痈的好发部位。皮肤黏膜移行部称唇红，上唇内面正中黏膜皱襞称上唇系带，是口腔中线的常用标志。

【颊】

颊位于颜面两侧，上界为颧弓，下界为下颌下缘，前界为鼻唇沟，后界为嚼肌前缘。由皮肤、颊部表情肌、颊脂垫、颊肌和颊黏膜组成。大张口时，由于颊脂垫的衬托，使颊黏膜呈底在前方的三角形突起，尖端正对翼下颌皱襞前缘，是下牙槽神经麻醉进针的重要标志。在上颌第二磨牙相对应的颊黏膜上，有一乳头状突起，为腮腺导管的开口处。

【舌】

舌的主体由横纹肌组成，运动灵活，能协助完成语言、咀嚼、吞咽等生理功能。以人字沟为界，舌前2/3为舌体，舌后1/3为舌根。舌体背部的黏膜分布有许多乳头，有丰富的味觉感受器，舌根背面有丰富的淋巴组织，即舌扁桃体。舌腹部的黏膜平滑，正中有一皱襞与口底相连，称舌系带。舌的感觉神经分布：舌前2/3为三叉神经的舌神经，舌后1/3为舌咽神经。舌的运动神经为舌下神经。

【腭】

腭为构成口腔的顶，将口腔与鼻腔分开。前部分为硬腭，呈穹隆状，其前方正中近牙槽处有一黏膜突起，称腭乳头（亦称切牙乳头），是切牙孔麻醉的重要标志。后部分为软腭，后缘正中向下的突起称悬雍垂，软腭运动灵活，有助于吞咽与发音。

【口底】

指舌体以下和下颌舌骨肌以上的组织结构，舌系带两侧有乳突状突起，称舌下肉阜，是颌下腺与舌下腺的开口处。自舌下肉阜向后称颌舌沟，可见隆起的舌下皱襞，其下有舌下腺与颌下腺导管。口底黏膜下组织疏松，发炎时，口底肿胀，推压舌体向下后，容易引起呼吸和吞咽困难，甚至窒息。

第二节　牙体及牙周组织

一、牙齿的名称、萌出及记录方法

人的一生中有两副牙，分别称为乳牙和恒牙。

乳牙共有20个，出生后6~7个月开始萌出，大约每4个月左右萌出一对，2岁半左右全部萌出，6~7岁开始脱落，被恒牙替换，13岁左右全部脱完。

恒牙32个，上、下颌的左右侧各8个，从中线起向两旁分别称为中切牙、侧切牙、尖切、第一双尖牙、第二双尖牙、第一磨牙、第二磨牙、第三磨牙（又称智齿）。乳牙无双尖牙及第三磨牙（图7-2、图7-3）。

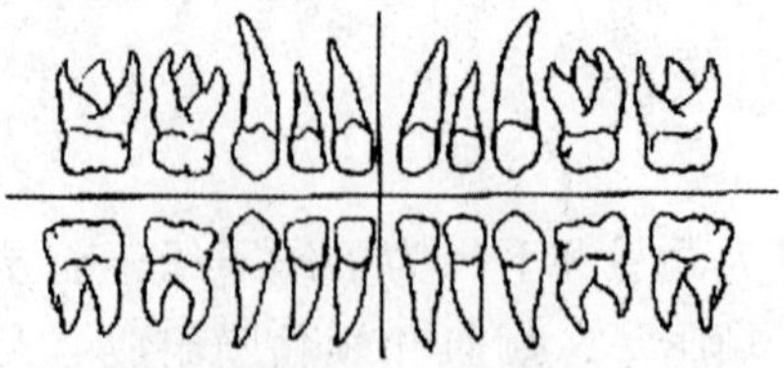

图 7-2　乳牙列

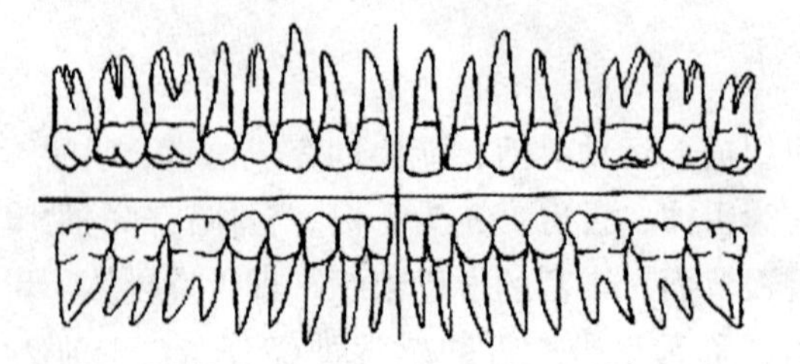

图 7-3　恒牙列

牙齿的萌出一般是左、右同名牙同时萌出，下颌稍早于上颌同名牙，女性早于男性。乳、恒牙萌出的时间和顺序见表 7-1、表 7-2。

表 7-1　乳牙的萌出时间和顺序

牙齿名称和顺序	萌出时间（月）
乳中切牙	6~8
乳侧切牙	8~10
第一乳磨牙	12~16
乳尖牙	16~20
第二乳磨牙	24~30

表 7-2　恒牙的萌出时间和顺序

牙齿名称和顺序	萌出时间（岁）	
	上颌	下颌
第一磨牙	5~7	5~7
中切牙	7~8	6~7
侧切牙	8~10	7~8
尖牙	11~13	10~12
第一前磨牙	10~12	10~12
第二前磨牙	11~13	11~13
第二磨牙	12~14	11~14
第三磨牙	17~26	17~26

临床上为便于记录，以“十”符号区分上、下、左、右四区。┘代表患者右上区，称为 A 区；└代表左上区，称为 B 区；┐代表右下区，称为 C 区；┌代表左下区，称为 D 区。乳牙用罗马数字Ⅰ～Ⅴ分别依次代表乳中切牙至第二乳磨牙。恒牙用阿拉伯数字 1～8 分别依次代表中切牙至第三磨牙。

1. 乳牙的临床牙位　用罗马数字书写，其表示如下：

上

右	Ⅴ	Ⅳ	Ⅲ	Ⅱ	Ⅰ	Ⅰ	Ⅱ	Ⅲ	Ⅳ	Ⅴ	左
	Ⅴ	Ⅳ	Ⅲ	Ⅱ	Ⅰ	Ⅰ	Ⅱ	Ⅲ	Ⅳ	Ⅴ	

下

Ⅰ代表乳中切牙；

Ⅱ代表乳侧切牙；

Ⅲ代表乳尖牙；

Ⅳ代表第一乳磨牙；

Ⅴ代表第二乳磨牙。

例如，右下颌第二乳磨牙写为：Ⅴ┐

2. 恒牙的临床牙位　用阿拉伯数字书写，其表示如下：

上

右	8	7	6	5	4	3	2	1	1	2	3	4	5	6	7	8	左
	8	7	6	5	4	3	2	1	1	2	3	4	5	6	7	8	

下

1 代表中切牙磨牙；

2 代表侧切牙磨牙；

3 代表尖牙；

4 代表第一前牙；

5 代表第二前牙；

6 代表第一磨牙；

7 代表第二磨牙；

8 代表第三磨牙。

例如：左侧上颌第一磨牙写为：└6

二、牙齿的形态与功能

牙齿由牙冠、牙根和牙颈三部分组成（图 7－4）。

1. 牙冠 被牙釉质覆盖并暴露于口腔内的部分称牙冠。牙冠的形态因其功能不同而不同，切牙如刀刃，有一锐利的切缘，便于切割食物；尖牙形如锥状，锐利的牙尖便于撕裂食物；磨牙呈立方形，咬合面有数个牙尖与沟窝嵴，便于磨碎食物。牙冠分为五个面，即近中面、远中面、舌（腭）面、唇（颊）面和咬合面（切缘）。

图7－4 牙体结构

2. 牙根 是牙齿包埋于牙槽骨内的部分，形态与数目因功能不同而各异。一般切牙、尖牙、双尖牙均为单根，下颌磨牙为双根（近、远中根），上颌磨牙为三根（近中颊根、远中颊根、腭侧根）。第三磨牙的牙根数目、形态和变异较大。

3. 牙颈 为牙冠与牙根的交接部分。

4. 牙列与咬合 牙齿按一定的顺序呈弓形自然排列在牙槽骨上称为牙列（亦称牙弓）。在咀嚼运动中，上、下颌牙齿的接触关系称为咬合（关系）。颌骨骨折时，常出现牙列紊乱、错位、咬合关系的变化，因此，咬合错乱是颌骨骨折的重要诊断依据，恢复正常咬合又是骨折复位、固定的重要标志。

三、牙齿的组织结构

牙齿由牙釉质、牙本质、牙骨质和牙髓组成（图7－5）。

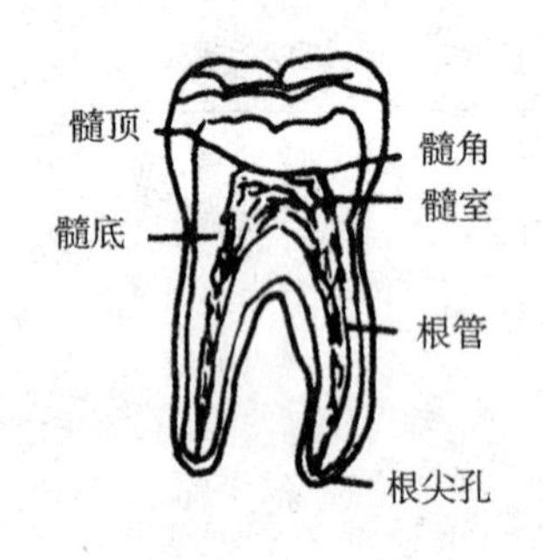

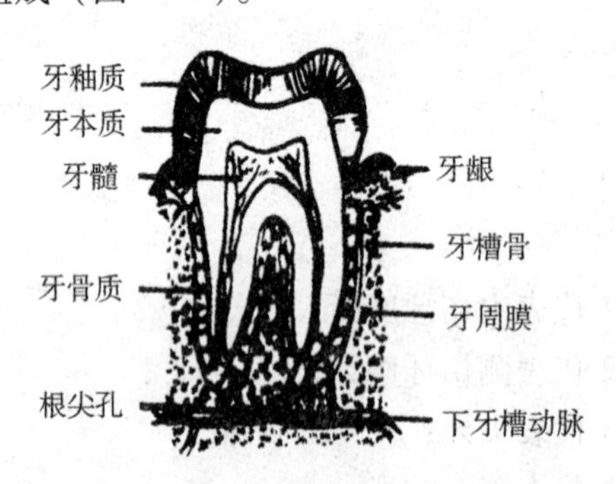

图7－5 牙体与牙周结构

1. 牙釉质 覆盖牙冠表面，乳白色，有光泽，是半透明的钙化组织，含磷酸钙、碳酸钙等无机盐类，约占96%，是人体最硬、最耐磨的组织。

2. 牙本质 是构成牙齿的主体，色淡黄而有光泽，硬度比牙釉质低。牙本质内有造牙本质细胞伸出的胞浆突及神经末梢，对外界刺激有明显的酸痛反应。

3. 牙骨质 覆盖牙根表面的一层骨组织，具有保护牙本质和供牙周膜纤维附丽的作用。

4. 牙髓 是位于髓腔内的疏松结缔组织，包含神经、血管、淋巴、成纤维细胞和造牙本质细胞，具有营养牙体和形成牙本质的功能。

四、牙周组织结构

牙周组织包括牙龈、牙周膜、牙槽骨，主要功能是保护和支持牙齿。

1. 牙龈　是覆盖于牙槽骨和牙颈部的口腔黏膜，呈粉红色，有点彩，表面角化坚韧，不能移动。牙龈靠近牙颈处游离而形成龈缘，两邻牙之间的龈突起称龈乳头，龈缘与牙颈之间的环状小沟称龈沟，正常深度不超过2mm。牙龈发炎时，龈乳头和龈缘充血、水肿，失去点彩，易出血。

2. 牙周膜　是界于牙骨质和牙槽骨间的致密纤维组织膜，其将牙齿固定于牙槽窝内，同时含有丰富的神经、血管，具有营养、感觉和缓冲咀嚼压力的功能。发生牙周病时，牙周膜破坏，容易形成牙周袋。

3. 牙槽骨　是包埋牙根的颌骨突起部分，又称牙槽突，是支持牙齿的重要组织。发生牙周病时，牙槽骨吸收破坏，牙齿支持丧失而导致牙齿松动。

第三节　颌面部的应用解剖生理

一、颌骨

颌骨是颜面部的主要骨骼，分为上、下颌骨。

1. 上颌骨　是面中部的最大骨骼，左、右各一，两侧对称，于腭中缝结合，与周围骨相衔接，构成眼眶底、鼻侧、鼻底与口腔顶部，中央为一空腔，称上颌窦。上颌骨形成支架式结构，遭受外力打击时，力量可通过邻骨传导分散，力量过重时，上颌骨与邻骨均可发生骨折，甚至合并颅底骨折与颅脑损伤（图7－6）。上颌后牙的根尖周感染很容易侵入上颌窦内而引起牙源性上颌窦炎。拔除上颌后牙时，应注意避免将牙根推入上颌窦内而造成口腔上颌窦瘘。

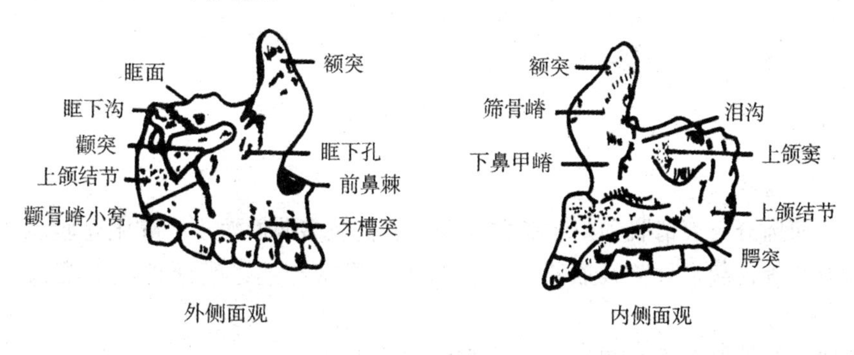

图7－6　上颌骨

2. 下颌骨　是颌面部唯一可活动的骨骼，两侧对称，在中线处融合成马蹄铁形，可分为下颌支与下颌体两部分。下颌支上方有喙突与髁状突，下颌支与下颌体相交部分称下颌角，下颌体外面（相当于双尖牙区上、下缘之间）有颏孔。下颌正中联合、颏孔区、下颌角、髁突颈部都比较薄弱，易发生骨折，且易受肌肉的牵拉而造成骨折移位。下颌升支内面中央偏后上的下颌孔，为下颌神经、血管通入下颌管内的入口，是下颌神经麻醉的注射点（图7-7）。

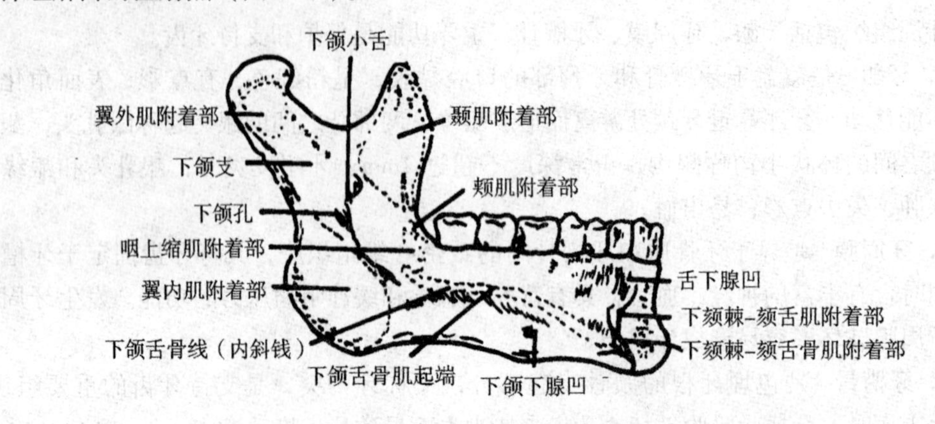

内侧面观

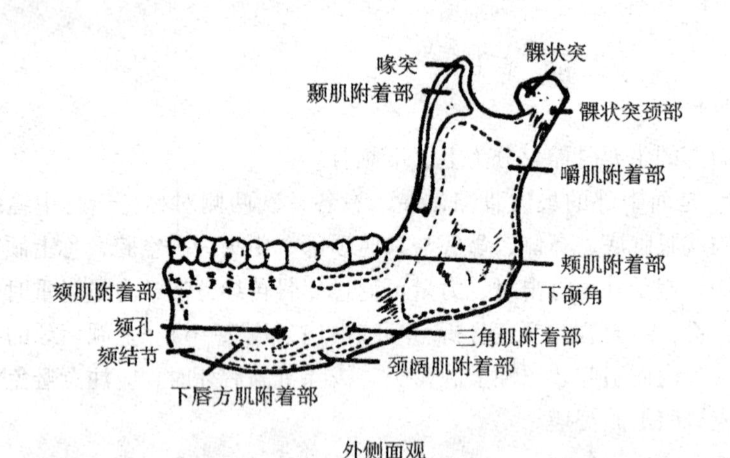

外侧面观

图7-7 下颌骨

二、肌肉

颌面部肌肉分为表情肌和咀嚼肌两大群。表情肌多薄而短小，如眼轮匝肌、口轮匝肌、上唇方肌等，起自骨壁或筋膜浅面，与皮肤紧密相连，受面神经支配，显露各种表情。

咀嚼肌可分升颌、降颌两组，还有翼外肌，均受三叉神经之下颌神经的前股支配，相互协调，完成各种下颌运动。各肌的附着点与作用见表7-3。

表7－3　咀嚼肌起止点及其功能表

	肌肉	起点	止点	功能
降颌肌群	二腹肌	前腹起于下颌骨内面的二腹肌窝，后腹起于颞骨乳突切迹	两肌会于中间，借颈深筋膜形成的系带连于舌骨	如前腹固定，则收缩时下牵下颌；如二腹起端同时固定，则上提舌骨
	下颌舌骨肌	下颌舌骨线	舌骨体	下降下颌，上提舌骨
	颏舌骨肌	下颌舌颏棘	舌骨体	下降下颌，上提舌骨
升颌肌群	嚼肌	上颌骨颧突及颧弓下缘	下颌支及下颌角外面	提下颌并微前伸
	颞肌	颞窝及颞深筋膜	下颌骨喙突	提下颌并微向后
	翼内肌	蝶骨翼突外侧内面，腭骨锥突上颌结节	下颌支及下颌角内面	提下颌，并有前伸与侧动下颌的功能
	翼外肌	蝶骨大翼下面及翼外板的外面	关节盘前缘及髁突颈部	下颌骨前伸及侧方运动

三、血管

颌面部的血液供应主要来自颈外动脉的分支，如舌动脉、颌外动脉、颌内动脉、颞浅动脉，这些血管在颌面部相互吻合密集成网（图7－8）。颌面部的血运丰富，有利于组织再生，面部的动脉与静脉伴行，面部静脉缺乏静脉瓣，通过翼静脉丛和内眦静脉与颅内海绵窦相通连，所以颌面部感染容易向颅内海绵窦扩散，引起严重的颅内感染。

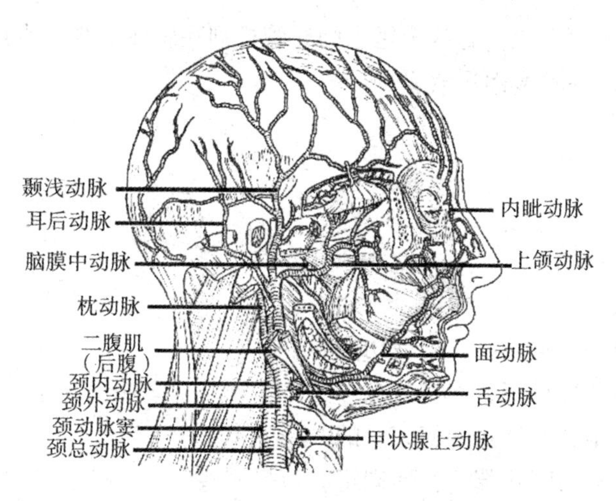

图7－8　颌面部动脉

四、淋巴

口腔颌面部的淋巴组织极为丰富，颌面部淋巴结收纳来自口腔颌面部不同区域的淋巴液，构成了颌面部的重要防御系统。主要分为三组：第一组为面部淋巴结，包括颊淋巴结、腮腺淋巴结；第二组为颌下部淋巴结，包括颌下及颏下淋巴结；第三组为颈部淋巴结，包括颈浅及颈深淋巴结。当其收纳的范围有炎症或肿瘤转移时，淋巴结则肿大或有疼痛，对于临床诊断与指导治疗具有重要意义。

五、神经

口腔颌面部的感觉神经主要是三叉神经，运动神经主要有面神经和三叉神经第三支的前支。

面神经主要支配面部表情肌的运动。面神经经茎乳孔出颅后进入腮腺，再从腮腺内向前分出五个分支，即颞支、颧支、颊支、下颌缘支、颈支，呈扇形分布于面表情肌，面神经分支在腮腺内互相吻合，交织成网，所以腮腺的病变常可累及面神经。颌面部的手术切口应尽量避开面神经，以免损伤面神经。

六、涎腺

口腔颌面部有三对大涎腺，即腮腺、颌下腺和舌下腺，各有导管开口于口腔，还有分布于唇、颊、腭、舌、口底黏膜下的小黏液腺。分泌液统称为唾液，具有湿润口腔、初期消化食物、杀菌、调和食物便于吞咽，以及调节机体水分平衡等作用。

腮腺是涎腺中最大的一对，位于外耳前下方，呈不规则楔形，腮腺导管从腺体前缘近上端发出，行至嚼肌前缘时呈直角向内穿过颊肌，开口于上颌第二磨牙相对的颊黏膜上。

颌下腺位于颌下三角中，导管由后下向前上开口于舌下肉阜，常因结石而导致炎症感染。

舌下腺由若干小腺组成，有数个短小的导管排列在腺体上缘，直接开口于口底舌下皱襞的表面，开口处易阻塞而形成囊肿。

同步训练

简答题

1. 口腔由哪两部分组成？其生理功能有哪些？
2. 乳牙、恒牙的数目及名称是什么？
3. 在临床工作中，牙位是如何记录的？
4. 牙齿的外形分为哪几部分？牙周组织包括哪些？
5. 颌面部的运动神经和感觉神经有哪些？

参考答案

简答题

略

第八章　口腔颌面部护理概述

知识要点

1. 掌握口腔科疾病与护理的基本特征和护理评估。
2. 熟悉口腔科患者常用的护理诊断及口腔科临床操作技术。

第一节　口腔科疾病与护理特征

口腔科护理工作的主要对象是口腔科患者，对口腔科疾病患者进行整体护理是其主要任务，护士首先应从整体上了解患者的情况，掌握口腔疾病的基本特征，才能更好地开展口腔护理工作。

一、口腔科疾病的基本特征

（一）口腔科患者具有广泛性

口腔科疾病临床发病率高、流行范围广，患者无年龄、性别、职业的限制，男女老幼均可发生口腔疾患。

（二）与全身疾病关系密切

口腔与全身多器官关系密切，某些全身性疾病可在口腔中出现各种各样的症状，常见的有造血系统紊乱、消化系统紊乱、内分泌及代谢紊乱、营养缺乏等，如艾滋病患者易发生口腔念珠菌感染；维生素 B_2缺乏可引起口角炎；白血病患者牙龈易出血、水肿；红斑狼疮患者在面部及口腔内上腭部出现蝴蝶斑损害。同时，口腔疾病也可引起全身疾病，某些口腔病灶反复感染发炎可引起多种全身疾病，如风湿性心脏病、关节炎、胃炎、风湿热、虹膜睫状体炎等。

（三）口腔颌面部易受损伤

由于口腔颌面部是人体暴露的部分，容易遭受损伤。由于口腔颌面部的血运丰富，受伤后出血较多，容易形成血肿，组织水肿反应快而重，如口底、舌根和下颌下等部位损伤，可因组织移位、舌后坠、水肿、血肿压迫而影响呼吸道畅通，甚至引起窒息。另一方面，由于血运丰富，组织抗感染与再生修复能力较强，伤口易于愈合。因此，护理人员应具备急救意识和全局处理问题的能力。

（四）口腔科患者复诊率高

口腔科疾病的治疗需要多次复诊才能完成，如正畸治疗、牙列缺损或缺失的修复治疗、牙髓炎及根尖周炎的治疗等。因此，口腔门诊具有患者多、病情复杂、复诊率高、诊疗时间长、护理工作量大等特点。

（五）术后易感染

口腔术后患者全身的抵抗力下降，同时，患者的口腔自洁能力受到影响与限制，口腔中的分泌物及食物残渣易进一步造成手术创口的再次感染。因此，对口腔手术患者应加强术前、术后护理，降低口腔感染的发生率，预防并发症的发生。

二、口腔科护理的基本特征

（一）掌握口腔科的基本操作

口腔科护理专业性强，它不仅要求护士要具备普通的临床护理操作技能，同时还需要精通口腔科的基本操作，如口腔四手操作技术、口腔科各种材料的调制技术等。

1. 四手操作 四手操作技术是指在口腔治疗的全过程中，医生和护士的双手同时进行工作，使用牙科治疗器械、材料和其他用品，医生在护士的协助下，在患者的口腔内进行各项操作，完成整个口腔的治疗。四手操作技术是以人为中心，按人体固有感觉来规范各项操作，使医、护、患获得舒适的体位。现代四手操作的核心观点是“以人为中心，以零为概念，以感觉为基础”；其操作原理是通过人的本体感觉诱导，使人体的各个部位都处于最自然、最舒适的状态。在这种姿势与体位下进行精细操作，既保护了医生免受不良姿势造成的伤害，又保证了护士的工作效率，使治疗达到最大的功效。

2. 口腔四手操作的优点

（1）减少术者精神、体力上的疲劳。

（2）充分利用医生在椅旁的时间。

（3）发挥医生的技术优势，提高工作效率和医疗质量。

（4）提高助手的工作标准。

（5）使患者减少紧张，增加舒适感。

（二）注重整体护理模式

口腔科护理工作贯穿于患者就诊的全过程，在整个护理过程当中，应从患者的身体、心理、经济、文化等方面去考虑患者的健康和护理问题，同时也要求护士将预防和控制医院感染的措施贯穿于护理活动的全过程。处理好口腔与机体的双向关系，不但要评估患者的口腔状况，还要了解其全身情况，熟悉口腔疾病与全身疾病的关系，树立全局观念，进行全面评估，正确护理。

（三）增强急救意识

口腔颌面部的血运丰富，损伤后易出血，易发生血肿，若损伤部位在口底、咽旁及舌根处，可影响呼吸道通畅，倘若不及时治疗，甚至可发生窒息而导致死亡。因此，要求口腔科护士增强急救意识，提高观察力和判断力，从而及时、迅速地解决一些突发问题。

（四）具有良好的人文素养与沟通能力

随着人们生活水平的提高和健康意识的增强，人们对口腔科保健服务平台的要求也越来越高，一个好的口腔护理人员应替医生分担工作，协助医生完成治疗，安抚患者，与患者进行交流等，这就要求护士一定要有耐心，具有良好的仪表、行为举止，以及良好的职业语言表达能力，最后才能与患者达成默契，使患者配合治疗，早日康复。

第二节　口腔科护理评估

一、健康史

收集患者的一般资料，如姓名、性别、年龄、籍贯、联系方式及家庭住址等；详细询问患者的口腔卫生习惯，有无吸烟史、过敏史、牙外伤史、遗传史、高血压病史等；结合视诊、触诊、叩诊、嗅诊等，检查有无口腔溃疡、牙龈出血、龋齿、缺失牙、牙齿松动及口臭等，了解患者过去的健康状况。

二、口腔科患者的常见症状

（一）牙痛

牙痛是口腔科患者最常见的症状之一，也是口腔科患者就诊的主要原因之一。引起牙痛的原因有多种，包括牙源性疼痛，如牙体、牙髓病及牙外伤；非牙源性疼痛，如牙周组织及邻近组织的疾病、颌骨肿瘤侵犯或压迫神经；全身疾病，如神经系统疾病。

（二）牙龈出血

引起牙龈出血的常见的原因有：牙龈炎、牙周炎、牙龈损伤等局部病变，也可以是白血病、血友病、血小板减少症、维生素C缺乏等全身性病变。

（三）牙齿松动

正常情况下牙齿有轻微的生理动度，约1mm，超过此范围为病理性原因所致，常见的原因有：牙周病、根尖周炎、外伤及颌骨病变。

（四）口臭

口臭是指从口腔中散发出有异味的气体，它严重影响人们的社会交往和心理健康。常见的口臭原因是口腔卫生不良及不良的口腔习惯，导致口臭的主要病理性原因是口腔局部疾患，如未经治疗的龋齿、残根、残冠、不良修复体、牙龈炎、牙周炎及口腔黏膜病等；口臭也常是某些严重系统性疾病的口腔表现，鼻咽部疾病如化脓性扁桃体炎、萎缩性鼻炎等；全身性疾病如急慢性胃炎、消化性溃疡、晚期胃癌、糖尿病酮症酸中毒、尿毒症、维生素缺乏、重金属中毒等。另外，经常吃葱、蒜等辛辣刺激性食物，抽烟、饮酒、唾液分泌量少等也可导致生理性口臭。

（五）张口受限

正常张口度是3.7~4.5cm，不能达到正常张口度者即可称为张口受限。导致张口受限的主要原因有口腔颌面部的外伤、炎症、颌骨骨折、下颌智齿冠周炎、恶性肿瘤、颞下颌关节疾病及破伤风等。

（六）牙齿颜色改变

正常牙齿应呈淡黄色或乳白色，有正常的光泽，导致牙齿变色的原因主要包括外源性的色素沉着以及内源性的着色改变。如患者长期喝茶、喝咖啡或吸烟等，可导致黑色、褐色的色素沉着于牙体表面；个别牙变色多由于牙外伤致牙髓坏死或对牙髓使用失活剂治疗后牙体颜色改变。全口牙变色多由于牙齿发育期间环境和全身因素的影响所致，如氟斑牙、四环素牙。

三、口腔科常用的检查

（一）常用检查器械

1. 口镜 由上部的圆形口镜头和下部的口镜柄组成。其可检查视线不能直达的部位，也可反光或聚光以增加局部照明，还可用来牵拉口角、唇、颊及推压舌体，以利于检查或手术（图8-1）。

2. 探针 一段为镰形，另一端呈双角形。用以检查牙齿各面的点隙、裂沟、龋洞、缺陷以及牙齿的敏感部位；探测牙周袋的深度、龈下牙石及窦道；检查修复体的密合度等（图8-2）。

3. 镊子 为口腔科专用的反角镊子。用以夹持药物、敷料、异物以及检查牙齿的松动度，也可用柄部做叩诊检查（图8-3）。

（二）基本检查方法

1. 问诊 询问患者疾病的发生、发展、诊疗经过、效果、既往史、家族史、过敏

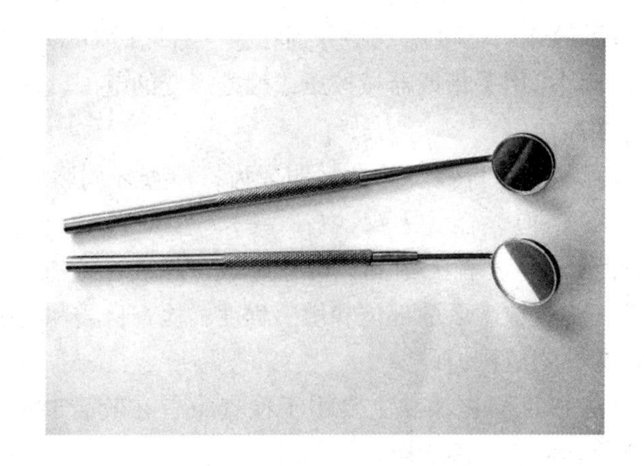

图8-1 口镜

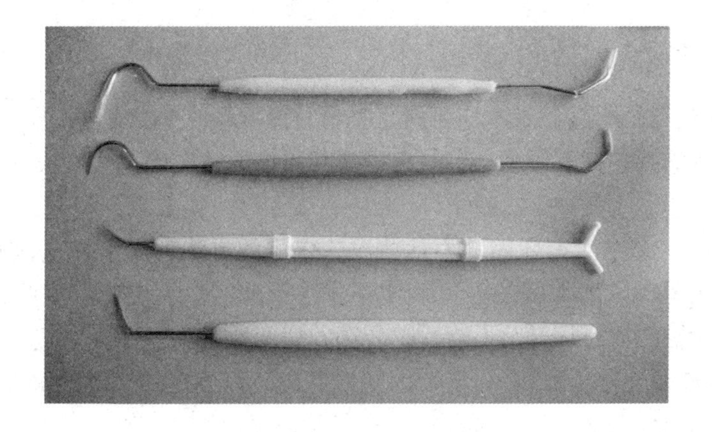

图8-2 探针

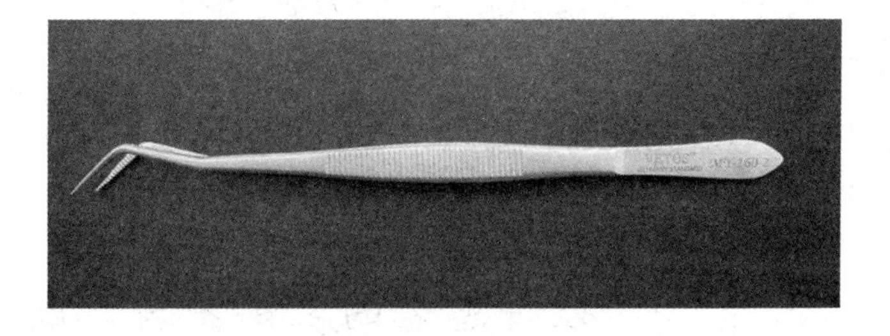

图8-3 镊子

史及与本次疾病有关的病史等，侧重于口腔方面。

2. 视诊 观察患者的表情、发育等一般情况和主诉部位；观察口腔前庭牙龈有无充血、肿胀、萎缩、溢脓、盲袋、窦道，并检查唇、颊黏膜和腮腺导管开口的情况；检查固有口腔黏膜有无变色、肿胀、糜烂、溃疡、角化、斑纹；观察舌有无红肿、包块、溃疡、舌苔及舌的活动度；观察颌下腺导管开口及舌系带的情况；观察牙齿的数目、颜色、排列、龋洞、缺失、松动、咬合、接触关系和修复体等；观察颌面部外形是否对称，有无肿块、畸形和组织缺损等；观察颞下颌关节活动时的张口度；观察皮肤、黏膜的颜色、光泽有无异常变化；如发现肿块则应进一步检查其大小、部位和性质。

3. 触诊 可用单手触诊，也可用双手分别在左、右侧做对比检查，或双手分别在口内、外联合触诊检查。可用手指或器械按压或触摸病变的范围、硬度，有无压痛或创伤性咬合、波动感、溢脓。

4. 叩诊 利用口镜柄、牙科镊子的柄轻叩牙齿，检查牙周膜的反应情况，垂直或侧叩。疼痛表示为：无（-）、轻（+）、中（++）、重（+++）。

5. 探诊 用探针检查牙齿有无龋洞、沟、过敏、隐裂；检查龋洞的位置、深度、反应及有无髓腔穿孔；检查敏感区的部位和敏感程度；检查盲袋和窦道的情况、牙周袋的深度等。动作应轻柔，勿施压力。

6. 咬诊 有空咬法和咬实物法。主要用于检查患者在咬合时有无牙松动、移位、疼痛及上下牙列有无早接触、牙隐裂等。

7. 嗅诊 某些疾病会导致口腔内有异味存在，如坏死性牙龈炎有腐败腥臭味。

（三）特殊检查方法

1. X 线检查 主要用于牙体、牙周、关节、涎腺等疾病的检查，对牙齿和颌骨病变的诊断和疗效的观察有重要意义。其有透视和照片两种方式，照片法有口内片、口外片及造影等。

2. 牙髓活力检查 测定牙髓的生活状况，常用的方法有温度和电流测试。在正常情况下，牙髓对20℃～50℃间的温度刺激不发生反应。但无论是温度测试还是电流测试，只能说明牙髓的活力状况，不能反映牙髓的病变性质。

3. 局部麻醉检查法 用2%利多卡因阻滞麻醉，以确定三叉神经痛是哪一支引起，以定位牙髓炎的患牙。

4. 其他 活体组织检查、穿刺检查、细胞学检查、实验室检查等。

四、心理－社会状况

口腔科患者常见的心理状况包括美观要求高、延迟就医、自卑感、社交障碍、恐惧、求知心切、焦虑不安等。

第三节　口腔科患者的常用护理诊断

1. 疼痛 与口腔牙痛或周围组织炎症、肿瘤、肿胀、外伤、手术、神经性疾病等有关。

2. 焦虑 与环境改变、吞咽困难、治疗性疼痛、对医护人员的信任感、担心预后不良等有关。

3. 有窒息的危险 与口腔黏膜或舌体肿胀阻塞呼吸道、全麻术后未及时清除口鼻内过多的分泌物、舌后坠等有关。

4. 有感染的危险 与皮肤黏膜完整性受损、机体抵抗力下降、营养不足、口腔颌面部损伤后不易清洁口腔等有关。

5. 体温过高的危险　与感染、损伤等有关。

6. 组织完整性受损　与颌面部外伤、肿瘤术后及慢性根尖炎症等有关。

7. 口腔黏膜受损　与口腔损伤、炎症、肿瘤、口腔卫生不良、口腔不良习惯、化学刺激、维生素缺乏等有关。

8. 营养失调　有低于机体需要量的可能，与口腔手术、颌面部组织损伤、炎症、张口受限、咀嚼吞咽困难等影响进食有关，与食欲降低等有关。

9. 语言沟通障碍　与张口受限、口腔颌面部疼痛、口腔手术后禁止发音、骨折固定、腭裂等有关。

10. 社交障碍　与口臭、牙列缺损、牙龈出血、先天畸形、牙齿形态异常、颌面部疾病或手术造成的组织缺损及功能丧失等有关。

11. 知识缺乏　与缺乏有关口腔疾病的防治知识有关。

12. 潜在并发症　出血、感染、窒息等。

第四节　口腔科手术患者的常规护理

一、手术前常规护理

（一）一般护理

1. 入院后即采用特殊的口腔护理，注意口腔卫生，每日进行口腔护理 2～3 次，指导患者进食后立即清洁口腔，给予 1∶5000 氯已定或氯已定漱口，牙结石过多者应进行牙周洁治术。

2. 协助医生完成各项常规术前检查、准备及填写手术同意书，并及时与患者和患者家属进行沟通，详细介绍术中可能出现的并发症等。

3. 协助患者戒烟，根据手术需要练习床上使用便器，训练小儿使用汤匙或滴管喂食。

4. 术前应与患者进行沟通，做好心理护理，了解患者的思想状态，恰当介绍治疗方案、手术过程、预后及效果，以及术前、术后的注意事项，争取患者的主动配合。

（二）术前一日护理

1. 根据手术需要，遵医嘱配血和备血。

2. 做好麻醉药及抗生素的过敏试验，并记录结果，阳性者应及时通知医生。

3. 患者应在术前洗澡、理发等。

4. 护士应根据手术需要准备皮肤，常规备皮。

5. 全麻患者术前晚应保证睡眠，必要时遵医嘱给予安眠药。

6. 全麻患者术前 8 小时禁饮、禁食。1 岁以内的患儿术前 4 小时禁奶、水，1 岁以上的患儿术前 6 小时禁饮、禁食。

（三）术晨护理

1. 检查病历资料、术前准备工作是否完善，测量患者的生命体征，询问患者有无感冒等症状，如有变化则及时通知医生。

2. 遵医嘱，术前30分钟给予术前药物，例如镇静剂。

3. 除去患者身上的饰物、义齿等，嘱患者排大小便或留置导尿并更换手术衣。

二、手术后常规护理

1. 了解手术情况 迎接手术患者，并与医生、麻醉师、手术室护士做好交接工作，了解手术过程，连接好各种引流管瓶，密切观察引流物的量与性质的变化，并进行记录。

2. 全麻术后常规护理 全麻未清醒的患者应去枕平卧，头偏向健侧，及时清除口、鼻、咽腔及气管的分泌物、呕吐物及血液，保持呼吸道通畅，防止患者发生误吸。安排专人护理，严密观察体温、脉搏、血压、呼吸、瞳孔等各项生命体征的变化，发现异常时及时通知医生并进行处理。

3. 饮食护理 全麻患者清醒6小时后未发生呕吐者，可给予少量温开水或流质饮食，以后遵循饮食原则，根据不同的手术情况和医嘱决定患者合理的饮食和进食方法。

4. 密切观察伤口情况 密切观察手术伤口是否发生渗血、组织肿胀等情况，并保持引流管通畅，观察引流物量、色、性状的变化，做好记录；观察伤口的愈合情况，术后5～7天拆线，并做好愈合记录。

5. 口腔护理 加强口腔护理，每天进行两次口腔护理，保持口腔清洁、湿润，防止创口感染，对患者进行口腔健康教育。

第五节　口腔科护理管理

一、口腔科诊疗室护理管理

（一）门诊诊疗室护理管理

口腔科患者复诊率高、流动性大，而且大部分口腔临床操作都在口腔内进行，口腔是一个有菌的环境，同时也是许多传染性疾病的入口，如乙型肝炎、细菌性痢疾和艾滋病。因此，必须建立严格的消毒隔离制度，以减少、杜绝医源性感染。

1. 物品管理 开诊前应准备好各种检查器材、药品及敷料，如一次性口腔检查包、窝洞消毒药物、丁香油、牙钻、垫底和填充材料、取模材料、酒精灯等，按固定位置放好。诊疗器械必须做到一人一用一消毒，做好各项记录，严格执行口腔器械的清洗、消毒灭菌程序和处理原则，具体如下：

（1）凡接触患者破损黏膜和血液的器械，属于高危物品，如牙科手机、车针、根管治疗器械、拔牙器械、手术治疗器械、牙周治疗器械、敷料等，使用前必须进行严格灭菌。

（2）不穿破软组织但与软组织有接触的器械应进行灭菌，如探针、牙科镊子等口腔检查器械。

（3）与患者完整黏膜、皮肤接触，可能被手、唾液飞沫污染的器械，如口镜、各类用于辅助治疗的物理测量仪器、印模托盘、漱口杯等，使用前必须消毒。

（4）反复使用的器械必须严格按照预清洁→消毒→清洁→灭菌的程序进行处理。

（5）提倡“个人专用”的原则，即一位患者一套手机、治疗盘、牙科小器械、隔离罩、一副手套、一杯消毒漱口液。

2. 护理管理

（1）热情接待患者，维持就诊秩序，了解患者的就诊目的，对患者进行评估后分诊，应优先安排急重症、老年体弱及残疾患者就诊，对候诊患者做好候诊宣教。

（2）根据治疗部位调整舒适的椅位及光源，备好诊疗过程中所需的药品及物品。

（3）操作过程中要做好职业防护和患者防护。

（4）诊疗过程中要积极主动地协助医生进行操作，保持术野清晰，及时传递治疗所需用品，并随时注意了解医生和患者的要求。

（5）根据不同疾病对患者进行针对性的健康教育，协助预约复诊时间，并做好登记工作。

（6）及时整理综合治疗台、收检器械，按规定清洁、消毒灭菌后备用。一次性器械应收集后按规定统一处理。诊疗过程中产生的医疗废物应严格按照《医疗废物管理办法》收集、转运和最终处置，禁止与生活垃圾混放。

3. 环境管理

（1）清扫诊疗室，使诊疗室保持清洁、整齐、通风、明亮，洗手池旁备好肥皂、消毒洗手液、毛巾等。

（2）建立清洁消毒制度，每天操作前后及时用消毒液擦拭工作台面、诊椅，有污染时随时消毒，室内地面每天湿式拖地1～2次，有污染时随时用消毒液擦拭消毒。

4. 健康教育　采用口授、宣传画、宣传小册子、录像等形式，向患者宣传正确的刷牙方法、口腔健康保健知识等，帮助患者建立正确的口腔卫生习惯，干预不良行为。

（二）手术室护理管理

1. 物品管理

（1）每天术前清点无菌手术包、器械包等物品数量及有效期，有效期不能超过两周。

（2）无菌物品与非无菌物品应分开放置，并安排专人负责管理。

（3）规定同种器械包中的器械数目统一，便于清点与管理。

2. 护理管理

（1）巡回护士及器械护士要提前了解患者的情况及手术情况。

（2）巡回护士接患者进入手术室，核对患者的身份及术式，检查患者是否达到手术要求，同时对患者进行心理护理，缓解患者的紧张、焦虑情绪。器械护士准备好术中所需的各种物品。

（3）巡回护士协助手术人员穿好手术衣，与器械护士共同核对手术用物数量；安排各类手术人员就位；术中随时调节灯光，注意观察患者的病情，及时补充各种物品。

（4）缝合前巡回护士与器械护士共同清点术中用物，术毕再清点一次，核对无误后才可关闭手术切口。

（5）手术结束后，协助术者包扎伤口，整理手术间用物，进行空气消毒。

3. 环境管理

（1）环境舒适、安全、整洁、干净，牙椅功能正常。

（2）建立手术室管理制度和消毒制度，并做好消毒记录，每天常规消毒至少两次。

（3）定期进行空气质量检测。

4. 健康教育

（1）根据患者的手术情况，告知患者术后可能产生的不良反应。

（2）术后不要反复吸吮伤口，以免伤口内负压增加而引起出血。

（3）术后当日可进流质饮食，不宜进过硬、过热的食物，防止出血。

（4）预约复诊时间。

二、建立严格的消毒隔离制度

1. 护理人员自我防护 护士应穿好工作服，戴好口罩、帽子及一次性手套，在接触患者的前后使用肥皂或消毒洗手液和流动的清水充分洗手，必要时用高效消毒液浸泡后再洗手。

2. 诊室消毒 开诊前后，应对诊室环境按时进行消毒，包括空气、桌椅、地面等，并由专人负责，定期进行检查和记录，制定消毒效果监测制度。

3. 口腔科器械的消毒 口腔诊疗器械、漱口杯应做到一人一份，目前临床中多使用一次性牙科器械；牙科手机应采取有效的消毒措施，如压力蒸汽灭菌法，尽量做到一人一手机，以减少交叉感染；被污染的器械要执行双消毒法，即先用高效消毒液浸泡后再进行彻底刷洗，然后将器械分类，进行二次消毒。

同步训练

一、选择题

1. 口腔检查常用的器械包括（　　）

A. 口镜、镊子、弯盘　　B. 口镜、镊子、探针　　C. 口镜、镊子、棉球

D. 口镜、镊子、口杯　　E. 口镜、探针、弯盘

2. 口腔科常见的护理问题，除了哪项（　　）

A. 营养失调　　B. 疼痛　　C. 知识缺乏

D. 意识障碍　　E. 语言沟通障碍

二、简答题

1. 简述口腔科疾病的基本特征。
2. 简述口腔科护理评估的基本要点。
3. 简述口腔科手术后患者的护理。

参考答案

一、选择题

1. B　2. D

二、简答题

略

第九章　口腔科常见疾病患者的护理

知识要点

1. 掌握口腔科常见疾病患者的护理评估及护理措施。
2. 熟悉护理诊断及合作性问题，以及口腔科疾病的病因及发病机制。

第一节　牙体及牙髓病患者的护理

一、龋病

【病因及发病机制】

龋病（Dental Caries）是在以细菌为主的多种因素影响下，牙体硬组织发生色、形、质慢性进行性破坏的疾病。龋病再向深度发展，则可引起牙髓炎、根尖周炎、牙槽脓肿等并发症，以致严重影响身体健康。病因至今尚未完全明确，目前被普遍承认的龋病病因学说是四联因素论。

1. 细菌和牙菌斑　此为龋病发生的先决条件，唾液蛋白或糖蛋白结合并吸附至牙面而变成牙菌斑，菌斑中常见的致龋病菌（变形链球菌、乳酸菌及放线菌等）产生有机酸而致牙本质脱矿，破坏牙体硬组织的有机物而形成龋病。

2. 食物　与龋齿发生关系最密切的是碳水化合物，由以蔗糖及其他分子量小的碳水化合物作用最明显。

3. 宿主　主要包括牙、唾液、免疫。牙齿的形态、结构、成分、排列均与龋病的发生有关。窝、沟、邻面及牙颈部是龋病的好发部位，唾液的分泌性质成分及人类免疫与龋的发生均有关系。

4. 时间　龋病的形成需要一定的时间完成，据观察，从获得膜的形成到龋洞的形成往往需要数月甚至数年的时间完成。

【护理评估】

1. 健康史　了解患者是否有牙疼痛史，如有疼痛，询问疼痛的性质和时间（自发痛还是激发痛），以及是否与冷、热、酸、甜食物刺激有关，并了解其全身的健康状况、口腔卫生及饮食习惯。

2. 临床表现 龋病在临床上表现为色、形、质的改变。形态学上为初期脱矿和再矿化以及龋洞的形成，呈连续－破坏过程。龋病最好发于后牙的咬颌面。临床上根据龋损程度分为浅龋、中龋及深龋（图9－1）。

（1）*浅龋* 龋坏位于牙冠时，为釉质龋；发生在牙颈部时，则是牙骨质龋和（或）牙本质龋。早期前龋在牙表面可呈白垩色或斑，随龋损的发展形成黄褐色或褐色斑点，患者无主观症状，探诊有粗糙感或能钩住探针尖端。

（2）*中龋* 龋蚀进展到牙本质浅层，呈黄褐或深褐色，形成龋洞，洞内可能有腐败的牙本质、食物残渣和细菌。同时出现主观症状，对冷、热、酸、甜等刺激较为敏感，但外界刺激去除后，症状即可消失。

（3）*深龋* 龋蚀已进展到牙本质深层，形成较深的龋洞，若龋洞洞口开放，则常有食物进入洞内而发生疼痛。由于深龋病变接近牙髓，遇冷、热和化学刺激时，疼痛更加激烈。但患者常无自发性疼痛。

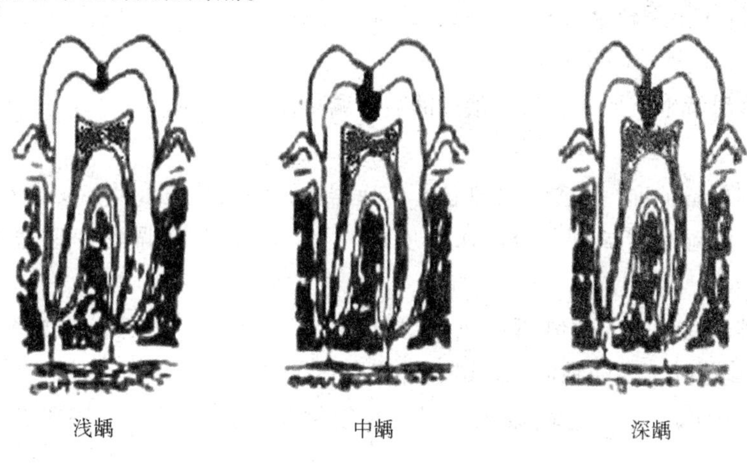

图9－1 龋病的发展

3. 心理－社会因素 通常龋病早期患者无自觉症状。当牙齿出现龋洞，食物嵌塞引起疼痛时患者才来医院就诊。患者普遍对钻牙产生的酸痛存在恐惧心理，对龋病的知识了解很少等，都是影响患者就诊的原因。

4. 辅助检查

（1）*温度测试* 当龋坏深达牙本质时，患者即可对冷热或酸甜发生敏感甚至酸痛，医生可用冷热刺激进行检查。

（2）*牙髓活力测试* 了解深龋的牙髓状况，以确定治疗方案。

（3）*透照检查* 用光导纤维装置进行透照检查，能直接看到龋损的部位及范围。

（4）*X线检查* 可借助X线检查有无邻面龋、颈部龋、隐匿龋，了解龋洞的深度。

【护理诊断及合作性问题】

1. 舒适改变 与外界刺激过度敏感、牙体硬组织龋坏和牙本质暴露有关。

2. 组织完整性受损 与龋坏造成牙体硬组织缺损有关。

3. 知识缺乏 与缺乏龋病的发生、发展、预防及早期治疗知识有关。

4. 潜在的并发症 牙髓炎、根尖周炎等。

【护理措施】

对龋齿的治疗，临床一般采用修复性治疗（即充填术），第一步是去龋制备窝洞，第二步是材料充填。在进行充填术的过程中应做好如下配合：

1. 术前准备

（1）热情接待患者，耐心向患者解释病情及治疗情况，消除患者的焦虑感及对牙科治疗的恐惧感。

（2）器械及用物：口腔基本检查器械（口腔盘）、窝洞预备器械（手机、车针等）、充填器械（粘固粉充填器、双头充填器、银汞充填器等）、调拌器械（玻璃板、调拌刀）、成形片及成形夹、咬颌纸片、橡皮障、纱团、小棉球。

（3）药品及材料：消毒药品（25%麝香草酚酊、75%酒精、樟脑酚合剂、丁香油）、充填材料（银汞合金、复合树脂、玻璃离子粘固粉、磷酸锌粘固粉、氧化锌丁香油粘固粉、氢氧化钙粘固粉等）。

（4）安排患者坐上牙椅，根据治疗的需要调整椅位及光源。

2. 术中配合

（1）窝洞预备护理，暴露病变部位，传递器械，协助维护术野，及时吸唾。

（2）术区隔湿消毒护理，协助医生安放橡皮障或用棉条隔湿，递送含消毒剂的棉球。

（3）调拌垫底材料，浅龋不用垫底；中龋单层垫底（磷酸锌、玻璃离子、聚羧酸锌）；深龋有氧化锌丁香油粘固剂及磷酸锌双层垫底。

（4）充填护理，传递充填器械，调拌充填材料（玻璃离子、银汞合金、复合树脂）。

（5）清除一次性用物，可回收器械清洗、消毒。

3. 术后指导 24小时内不能用充填侧牙齿咀嚼食物，深龋充填后如有症状或充填体脱落，要及时到医院就诊。

4. 健康指导

（1）向患者详细介绍龋病防治的健康知识。

（2）宣传正确的刷牙方式并进行指导。具体方法：刷毛与牙龈呈45°，上颌牙从上往下刷，下颌牙从下往上刷，颌面来回刷，每次刷牙时间以3分钟为宜。介绍保持口腔卫生的重要性，养成饮食后漱口、早晚刷牙的习惯，以减少菌斑残留及食物残渣的残留时间。

（3）定期进行口腔检查。一般半年到1年一次，以便早期发现龋病，可以及时治疗。

（4）采取特殊的保护措施。如使用含氟牙膏、窝沟封闭等，提高牙齿的抗龋能力。

（5）合理饮食。限制精致糖类的摄入，多吃富含纤维的食物。

二、牙髓炎

【病因及发病机制】

牙髓炎是指因细菌感染、理化因素以及免疫反应等造成牙髓的炎症反应。按临床病程经过的特点可分为急性牙髓炎和慢性牙髓炎。

1. 主要由细菌感染引起，感染主要来自龋病，细菌及毒性产物可通过牙本质小管侵入牙髓组织或经龋洞直接进入牙髓而引起牙髓炎症反应。

2. 牙周途径导致牙髓逆行感染。

3. 外伤、化学药物及物理因素（如温度、点刺激等）亦可引起牙髓炎。

4. 外伤或病变的组织将血流中的细菌吸收到自身所在部位造成的引菌作用，牙髓的血源感染途径即归于引菌作用。

【护理评估】

1. 健康史　评估患者有无严重的全身系统性疾病，有无心血管疾病、传染病、糖尿病，以及用药史、过敏史、精神状态等。

2. 临床表现

（1）急性牙髓炎

1）症状：①主要症状是自发性阵发性痛，夜间痛，温度刺激可加剧疼痛。②当牙髓化脓时对热刺激特别敏感，而遇冷刺激则疼痛缓解。③疼痛不能自行定位，沿三叉神经分布区放射到同侧的上、下颌牙或头、颞、面部，故患者不能明确指出患牙所在。

2）体征：可见患牙接近髓腔的龋洞，可探到穿髓孔及探痛明显，可出现叩诊不适。

（2）慢性牙髓炎

1）症状：①一般不发生剧烈的自发性疼痛，但有时会出现隐痛或顿痛胀痛。②长期温度刺激痛，咬合不适或轻度的叩痛。患者一般可定位患牙。

2）体征：对于较深的龋洞及冠部充填体，或近髓的牙体组织疾患，探查时可有穿髓孔和疼痛，多有轻度叩痛。

3. 心理－社会因素　牙髓炎多由深龋引起，疼痛不明显时，没有引起患者的重视，当牙髓炎急性发作时，患者疼痛难忍，急于求治。

【护理诊断及合作行问题】

1. 急性疼痛　与炎症引起血管扩张、髓腔压力增加而压迫神经有关。

2. 焦虑　与疼痛反复发作、惧怕疼痛或治疗器械有关。

3. 睡眠型态紊乱　夜间疼痛干扰患者的睡眠。

4. 知识缺乏　缺乏疾病的防护知识。

【护理措施】

1. 对症护理　急性牙髓炎的主要症状是疼痛，故应首先止痛。

（1）开髓减压　此为止痛最有效的方法。在局麻状态下，用牙钻开髓后，护士遵医嘱抽吸生理盐水并协助冲洗髓腔，备丁香油小棉球置于髓腔内，开放引流。

（2）药物止痛　对于未开髓的患者，遵医嘱给予丁香油或樟脑酚棉球置于龋洞内暂时止痛，同时口服消炎止痛药。

（3）针刺止痛　穴位有合谷、颊车、下关等。也可用耳针止痛。

2. 治疗配合

（1）保护牙髓治疗的护理　牙髓炎早期可选择保留活髓的治疗方法，以牙髓切断术为例：①术前护士准备好各种窝洞预备器械、调拌器械、消毒药物、充填材料、局麻药剂及暂封剂等。②传递器械，协助医生窝洞预备，揭髓室顶。术区隔湿，备25%碘酊、75%酒精、小棉球，消毒牙面及窝洞，严格进行无菌操作。③医生切除冠髓后，护士协助医生用温生理盐水冲洗髓腔，备0.1%肾上腺素棉球止血，吸唾。④遵医嘱调制盖髓剂（如氢氧化钙糊剂），覆盖牙髓断面，调板用具（玻璃板及调拌刀）必须严格消毒，无菌操作。盖髓完成后，调制氧化锌丁香油，暂封窝洞。术中避免温度刺激及加压。2～4周后复诊，无自觉症状后可做永久充填。

（2）保护患牙治疗的护理　牙髓炎晚期无条件保存活髓的牙齿可选择保存牙体的治疗。以根管治疗术为例：①术前准备：除充填术使用的器械外，另备根管预备器械（扩挫针、光滑髓针、拔髓针）、根管长度测量仪、根管充填器及材料、消毒棉捻和消毒用的药物。②术中配合：a. 协助医生开髓揭顶，拔除根髓，测定根管长度，根据长度做好标记并逐号排在治疗盘中，配合医生进行根管预备，预备过程中用次氯酸钠、3%双氧水、生理盐水交替冲洗根管，并及时吸唾。b. 根管消毒：将蘸有消毒药液棉捻或调制好的根管消毒药（氢氧化钙）置于根管内，用氧化锌丁香油暂封。c. 根管充填：护士按照操作步骤，做好吸唾、隔湿，及时准确地为医生提供器械及用物，遵医嘱调制各类充填材料，以便医生进行密切配合。③术后指导：观察患者术后的病情变化，并告知治疗术后可能带来的疼痛、肿胀等并发症及处理方法。

3. 健康指导　向患者介绍牙髓炎的病因、治疗过程及可能出现的并发症，告知患者按时复诊的重要性，以及治疗后牙体变脆可能需要进行冠套修复。

三、根尖周炎

【病因及发病机制】

根尖周炎是指发生在根尖周围组织的炎症性疾病。根尖周围组织包括根尖部的牙骨质、牙周膜和牙槽骨。临床上根据临床表现和病理过程分为急性根尖周炎和慢性根尖周炎，而以慢性根尖周炎为多见。

1. 急性根尖周炎多因感染的牙髓通过根尖孔和副根尖孔刺激根尖周组织，进而引起根尖周组织化脓性炎症。

2. 慢性根尖周炎是因根管内长期存在感染及病原微生物，通过根尖孔长期刺激根尖周组织而引起的慢性炎症反应。病变类型可分为：根尖周肉芽肿、慢性根尖脓肿、根尖周囊肿、根尖周致密性骨炎。

3. 创伤或牙髓治疗药物渗出根尖孔而刺激根尖也能引起根尖周炎症。

【护理评估】

1. 健康史 评估患者有无严重的全身系统性疾病，有无心血管疾病、传染病、糖尿病，以及用药史、过敏史、精神状态等。

2. 临床表现

（1）急性根尖周炎 多由牙髓病变致使牙髓组织大部分或全部坏死发作所致，按发展过程可分为浆液期和化脓期。炎症初期，患牙有浮出发胀感，患者能明确指出患牙。检查时有叩痛，当形成化脓性根尖周炎时可出现自发性、剧烈持续的跳痛，颌下淋巴结肿大及压痛。

（2）慢性根尖周炎 多无明显的自觉症状，常有反复肿痛史。查及深龋洞或充填体，牙齿龋坏变色，牙髓活力测验无反应，无探痛但有轻微叩痛，根尖区牙龈可见瘘管。

3. 心理－社会因素 急性根尖周炎患者可因激烈的疼痛而出现紧张、焦虑的情绪。慢性根尖周炎自觉症状不明显，往往被患者忽视，有些患者出现脓肿及瘘管时，才促使其就医，易导致患者出现自卑感以及对治疗过程产生恐惧感，进而缺乏耐心。

4. 辅助检查 慢性根尖周炎 X 线片显示根尖区有阴影。

【护理诊断及合作性问题】

1. 疼痛 与牙槽脓肿未引流或引流不畅有关。

2. 温度过高 与根尖周组织急性化脓性炎症引起机体防御反应有关。

3. 口腔黏膜改变 与慢性根尖周炎引起脓肿及瘘管有关。

4. 焦虑 与反复疼痛、肿胀引起的紧张情绪有关。

5. 知识缺乏 缺乏根尖周炎治疗及预防的相关知识。

【护理措施】

1. 一般护理 嘱患者多休息，勿用患侧咀嚼，高热患者多饮水，进流食和半流食，注意口腔卫生。

2. 治疗配合 ①开髓引流的治疗配合：准备窝洞预备、根管预备器械、暂封器械、根尖定位仪等，方法参考牙髓炎根管治疗的术中配合。②脓肿切开的治疗配合：对根尖周炎骨膜下见黏膜下形成脓肿者，要在局麻下切开排脓，传递表麻药、手术刀（7 号刀柄配 11 号刀片），医生切开引流后，协助其擦净脓血，递引流条。③干髓术治疗的护理配合：干髓治疗常用于乳牙或不能进行根管治疗的牙齿。

3. 病情观察 密切观察患者术后疼痛是否缓解，颌下、舌下间隙肿胀有无压迫呼吸道，体温是否恢复正常。

4. 心理护理 向患者解释治疗的意义、时间、次数、治疗费用及可能出现的并发症，以及通过治疗后可以达到的预期效果，及时修正患者过高的要求，消除患者的恐惧心理，树立治疗疾病的信心。

5. 健康指导 ①向患者介绍有关疾病的防治及治疗的意义、过程及术中术后并发症，采取根除病因的治疗方法，如根管治疗术。若根管治疗失败，可采用根尖外科手术或拔除患牙。②嘱患者按时复诊。如深部脓肿术后，患者应定期换药，直至伤口清洁、无渗出物。③指导患者在诊疗中正确配合治疗，以防意外发生。④告知患者术后可能出现的并发症，由于患牙因疾患而导致牙体变脆，建议患者做冠套修复。

第二节 牙周组织病患者的护理

牙周病是指发生在牙齿支持组织慢性进行性破坏疾病。根据疾病的发生部位分为牙龈病和牙周病。

一、慢性牙龈炎

【病因及发病机制】

龈缘附近牙面堆积的牙菌斑是主要因素，牙龈炎症主要位于游离龈和龈乳头，严重时可累及附着龈。牙龈炎症深度发展可成为牙周炎。

【护理评估】

1. 健康史

（1）全身状况　了解有无血液病、心脑血管病、糖尿病等全身系统性疾病及用药史。对于女性，询问月经史及妊娠史，此期间女性可能由于性激素水平的改变，可加重原有炎症的状况。

（2）口腔状况　如牙菌斑、牙结石以及其他刺激因素等。

（3）不良习惯　有无用口呼吸、吸烟及不良的刷牙方式。

2. 临床表现

（1）症状　多数患者牙龈无炎症或形态异常，常因刷牙、咬硬物致牙龈出血或者口臭而来就诊。

（2）体征　牙龈呈深红或暗红色，龈缘变厚，质地松软脆弱，点彩消失，可有口臭。探查时出血明显，严重者波及附着龈。龈沟深度可达3mm以上，进而形成假性牙周袋，但无牙槽骨破坏。

3. 心理-社会因素　牙龈炎多无明显症状，易被患者忽略。当牙龈出血、口臭而影响人际交往时，患者易产生焦虑或苦恼的心理。

【护理诊断及合作性问题】

1. 口腔黏膜病变　与炎症引起牙龈色、形、质改变有关。

2. 心理障碍　与说话时牙龈出血、口臭有关，易造成患者自卑、不愿意社交。

3. 知识缺乏　缺乏口腔的卫生保健知识及牙龈疾病的防护知识。

【护理措施】

1. 治疗配合

（1）遵医嘱　遵医嘱进行全身检查，指导患者服用抗生素及维生素。

（2）用物准备　准备口腔检查器械、洁治器械（洁牙机、龈下刮治器）、冲洗药水

（3%过氧化氢液与生理盐水）、碘甘油等。

（3）洁治术的护理　①术前准备：a. 向患者说明手术的治疗过程和预后，配合医生治疗；b. 据患者全身情况做相应的检查，如是洁治术禁忌证，应停止做手术；c. 准备洁治器械或治疗时所需药品；d. 嘱患者用抗菌作用的漱口水（0.2%氯已定溶液）含漱1分钟。②术中配合：a. 术中协助医生牵拉口角，暴露术区，及时吸净口内液体，若出血较多，可用0.1%肾上腺素棉球止血；b. 洁治完毕后，备橡皮杯蘸磨光粉或脱敏糊剂打磨牙面，用3%双氧水及生理盐水冲洗，吹干后局部涂布碘甘油。

2. 病情观察　密切观察洁治术中患者的一般情况（张口情况、有无疼痛、劳累），观察出血情况，如出血过多，配合医生止血。

3. 心理护理　告知患者治疗后症状会很快消失，增加患者的自信心。

4. 健康指导

（1）进行口腔卫生宣教，告知患者保持良好口腔卫生的重要性，教会患者正确的刷牙方法及其他保持口腔卫生的措施，如牙线及牙签的正确使用。

（2）进行疾病知识及巩固疗效的指导，积极治疗牙龈炎并定期复查，以巩固治疗效果。

二、牙周炎

【病因及发病机制】

牙周炎是由牙菌斑生物膜引起的牙周组织发生的慢性、非特异性感染性疾病。

【护理评估】

1. 健康史

（1）全身状况　了解全身病史及用药史，妇女妊娠期、糖尿病患者及全身抵抗力下降时，均可使牙周炎的症状加重。

（2）口腔状况　多由于牙菌斑、牙垢和牙石堆积、食物嵌塞、不良修复体的刺激引起。

2. 临床表现

（1）牙龈慢性炎症　表现为牙龈充血、水肿，颜色鲜红或暗红，点彩消失。在刷牙、咬硬物时牙龈出血。

（2）牙周袋形成　由于炎症的扩散，牙周膜破坏，牙槽骨逐渐吸收，牙周附着丧失而形成牙周袋。

（3）牙周袋溢脓及牙周脓肿　由于牙周袋壁内有溃疡及炎性肉芽组织存在，袋内有脓性分泌物存在，轻压牙周袋外壁，有脓液溢出，并伴有口臭。当机体抵抗力下降或牙周袋内的炎性渗出液排流不畅时，可出现急性炎症，形成牙周脓肿。表现为近龈缘处局部呈卵圆形突起，红肿热痛，严重病例可出现间隙感染而导致全身不适，体温升高，常伴有区域性淋巴结肿大等症状。

（4）牙齿松动　由于牙槽骨吸收而导致牙齿支持功能丧失，从而出现牙齿松动。

3. 辅助检查　X线片显示牙槽骨水平式或垂直式吸收，牙周膜间隙增宽，硬骨板模糊，骨小梁稀疏等。

4. 心理－社会状况　牙周炎是一种慢性疾病，早期症状较轻，往往不被患者重视。当出现牙周脓肿、牙齿松动、咀嚼无力或疼痛时才来就诊，此时松动牙常需拔除。牙缺失后，严重影响咀嚼功能及面容，患者表现出焦虑情绪。由于口臭常影响患者的社会交往，使其产生自卑心理。

【护理诊断及合作性问题】

1. 口腔黏膜改变　与牙周炎症导致牙龈充血、水肿有关。

2. 牙列改变　与牙槽骨吸收导致牙齿松动有关。

3. 疼痛　与牙周脓肿、逆行性牙髓炎有关。

4. 社交障碍　与口臭、牙列缺失、肿胀有关。

5. 知识缺乏　缺乏口腔的卫生保健知识。

【护理措施】

1. 治疗配合　以牙周手术为例，牙周病发展到一定阶段时，采用基础治疗达不到好的疗效时，做牙周手术可以彻底消除病灶，建立良好的牙周环境，维持牙列的完整和健康。

（1）遵医嘱　遵医嘱执行各项全身检查与药物治疗，术前1周完成牙周基础治疗。

（2）遵循外科手术的护理原则　①术前准备：准备好灭菌手术衣、手套、帽子、牙周手术包、X线片、冲洗药水、局麻药物、消毒药、牙周塞治剂、人工骨等。协助医生进行洁治术或取出口腔内不良修复体或消除事物嵌塞等局部刺激因素。嘱患者用0.2%氯已定溶液含漱1分钟，用消毒剂消毒口周皮肤、铺巾。②术中配合：打开无菌包、铺孔巾，协助医生牵拉口角、口唇，吸取术区积液和血液，压迫止血，保持术野清晰，传递器械、冲洗液，协助医生缝合并剪线，调拌骨粉、牙周塞治剂，保护创面。③术后护理：清点器械、敷料。嘱患者注意保护创口，24小时内不要漱口、刷牙，应进温软食物，遵医嘱服抗生素，以防感染，术后5～7天复诊。

2. 病情观察　观察患者术中出血情况，注意患者术后创面的愈合情况，有无出血感染等。

3. 心理护理　向患者介绍有关牙周病的预防知识，消除患者的紧张、焦虑情绪，取得配合，增强患者的治疗信心。

4. 健康指导

（1）进行口腔卫生宣教，介绍牙周炎的危害，做好口腔卫生保健，养成饭后漱口及早晚刷牙的习惯。教会牙线和牙间隙刷的正确使用，学会叩齿和牙龈按摩，改正不良的生活习惯，如戒烟酒，饮食上多吃补肾固肾的食物，如山药、芝麻等。

（2）牙周炎术后应定期复诊，以巩固疗效，防治疾病的发展。

（3）加强体育锻炼，提高机体的抵抗力。

第三节　口腔黏膜病患者的护理

口腔黏膜病是指发生在口腔黏膜及软组织上的疾病的总称。

一、复发性口腔溃疡

复发性口腔溃疡又称复发性口疮，是一种常见的口腔黏膜溃疡性损害，具有周期性、自限性、反复发作的特点。

【病因及发病机制】

本病的病因仍不明确，其诱因可能是免疫功能异常、系统性疾病、感染、环境或微量元素缺乏、精神因素等。

【护理评估】

1. 健康史　询问患者有无全身系统性疾病（上呼吸道感染及消化系统疾病史等）、精神紧张，了解其饮食生活习惯。

2. 临床表现

（1）轻型　最常见，病程1~2周，可反复发作。常发生于口腔黏膜未角化或角化较差的部位，如舌、唇、颊黏膜。溃疡中央稍凹下，周边有充血红晕带，表面覆有灰黄色假膜，有自发的烧灼痛，食物刺激则疼痛加剧。愈合后不留瘢痕，一般无明显的全身症状。

（2）疱疹　疱疹样溃疡小而多，散在分布于黏膜的任何部位，疼痛较重。愈合后不留瘢痕，可伴头痛、低热等全身不适症状。

（3）重型　溃疡大而深，形成“弹坑状”损害，且烧灼痛剧烈，并称可持续数月，愈合后留瘢痕。

3. 心理－社会状况　复发性口腔溃疡可反复发作，患者常有恐癌心理，精神焦虑、紧张、恐惧。进食时疼痛加剧，患者常惧怕进食。

【护理诊断及合作性问题】

1. 口腔黏膜受损　与口腔黏膜充血、破溃有关。

2. 急性疼痛　与口腔黏膜病损及食物刺激有关。

3. 焦虑　与溃疡反复发作、不易根治、恐癌心理有关。

4. 知识缺乏　患者及家属对疾病发生的相关因素认识不足。

【护理措施】

1. 一般护理　嘱患者充分休息，调整正常的饮食生活习惯，消除紧张情绪。遵医嘱指导其用药，如贴敷口腔溃疡药膜、使用中药散剂、补充维生素等。

2. 治疗配合　如医生使用10%硝酸银烧灼溃疡时，护士应准备好相应的器具、物品、药品，并协助医生隔离唾液、压舌，避免溃疡周围正常的口腔黏膜被烧伤。

3. 健康指导　介绍疾病的病因、病程及治疗目的。去除口腔局部的刺激因素，保持良好的生活饮食习惯及良好的精神状态，积极治疗全身系统性疾病。

二、口腔单纯性疱疹

口腔单纯性疱疹是一种口腔黏膜常见的急性传染性发疱性病变。疱疹发生在口腔黏膜处称为疱疹性口炎，单独发生在口周皮肤称为唇疱疹。以下主要讲解疱疹性口炎患者的护理。

【病因及发病机制】

本病是由Ⅰ型单纯疱疹病毒感染所致。

【护理评估】

1. 健康史　了解患者全身系统性疾病史，有无上呼吸道感染、消化不良等诱因，是否接触过患该类疾病的患者。

2. 临床表现　以6岁以下的儿童最常见，6个月至2岁的婴幼儿更多见。潜伏期为4～7天，之后出现发热、头痛、流涎、拒食、烦躁不安，1～2天后，口腔黏膜广泛充血、水肿，出现成簇的针尖大小的透明水疱，水疱溃后形成大面积糜烂，其上覆盖黄白色的假膜，局部淋巴结肿大、压痛。7～10天溃疡可自行愈合，不留瘢痕。

3. 心理－社会状况　患儿疼痛时常表现为哭闹、拒食，家属也表现出烦躁及焦虑情绪，迫切要求治疗。

【护理诊断及合作性问题】

1. 口腔黏膜受损　与黏膜充血、水疱、糜烂有关。

2. 急性疼痛　与疱疹破溃形成糜烂面有关。

3. 体温升高　与感染有关。

【护理措施】

1. 一般护理　让患儿充分休息，给予高热量、易消化的流质或软食，进食困难者可静脉输液补充维生素，必要时进行隔离，避免与他人接触。

2. 用药指导　遵医嘱指导患儿家属用药，如服用抗病毒药物和维生素（维生素B和维生素C），局部使用0.1%葡萄糖酸氯已定溶液漱口或0.5%达可罗宁糊剂涂敷创面，必要时静脉输液。

3. 健康指导　向患儿家属介绍疾病的发病原因及病程，嘱患儿多饮水，保持体液平衡。遵医嘱用药，保持患儿的口腔卫生，防止激发感染。

三、口腔念珠菌病

口腔念珠菌病是由真菌——念珠菌属感染引起的口腔黏膜病，主要是白色念珠菌。发生在新生儿的感染又称雪口病或鹅口疮。

【病因及发病机制】

白色念珠菌一般情况下不致病，当患者防御功能降低以后致病，如患有全身系统性疾病长期使用广谱抗生素及免疫抑制剂时，该菌大量繁殖而导致本病的发生。新生儿常由于通过产道时接触母体分泌物感染所致。

【护理评估】

1. 健康史　询问患者全身疾病史及用药史，婴幼儿要注意询问母亲的身体状况及哺乳的卫生情况。

2. 临床表现　鹅口疮好发于婴幼儿的颊、舌、软腭、唇等黏膜处。损害区黏膜充血，有散在针头大小的白色小点，融合成白色丝绒状斑片，稍用力可将其擦除，暴露渗血的糜烂面。患儿常表现为烦躁不安、啼哭、拒食，偶有低热，全身反应较轻。

3. 心理－社会状况　同疱疹性口炎患儿。

4. 辅助检查　显微镜下可见致病菌丝和孢子。

【护理诊断及合作性问题】

1. 口腔黏膜受损　与感染引起黏膜充血、糜烂有关。

2. 知识缺乏　患儿家属缺乏婴幼儿的保健知识和口腔念珠菌病的防治知识。

【护理措施】

1. 治疗配合　遵医嘱在哺乳前用2%～4%碳酸氢钠清洗患儿的口腔；患处用消毒纱布清洗，涂0.05%甲紫液；重症患者遵医嘱给予抗真菌药物，如氟康唑。

2. 健康指导　指导患儿家属经常用温开水拭洗婴幼儿的口腔，哺乳用具煮沸消毒，并应保持干燥，用1/5000盐酸氯已定清洗母亲的乳头，再用冷开水拭净。

四、口腔白斑病

口腔白斑病是指口腔黏膜上以白色为主的损害，不具有其他任何可定义的损害特征。白斑是癌前病损。

【病因及发病机制】

吸烟、饮酒、不良修复体以及龋洞的锐缘等局部刺激、感染、免疫因素等与白斑的发生有关；全身因素如维生素A和复合维生素B的缺乏、微量元素和雌激素缺乏等也与白斑的发生有关。

【护理评估】

1. 健康史　了解患者的全身疾病史及用药史、生活饮食习惯、精神状况。

2. 临床表现　口腔白斑以中年男性多见，好发于颊黏膜、舌及唇等部位。患者口腔黏膜上可见白色损害，呈现斑块状、绉纸状、颗粒状、疣状或溃疡状。患者感觉粗糙、味觉减退，当伴有溃烂时，可有自发痛及刺激痛。

3. 心理－社会状况　当患者了解到该病为口腔黏膜癌前病变时，常产生恐惧、焦虑情绪。

【护理诊断及合作性问题】

1. 口腔黏膜受损　与病损造成口腔黏膜变厚、皲裂、溃疡有关。

2. 恐惧　与惧怕癌变有关。

3. 知识缺乏　缺乏口腔白斑病的防治知识。

【护理措施】

1. 一般护理 要求患者戒烟、戒酒，少食刺激性食物，去除不良修复体等。

2. 治疗配合 指导患者遵医嘱用药，如服用维生素A，局部用0.1%～0.3%维A酸软膏或鱼肝油涂擦，必要时可进行手术治疗。

3. 健康指导 介绍口腔白斑病的诱发因素，让患者主动戒除不良的生活饮食习惯，配合治疗；对已治愈的白斑患者，嘱其按医嘱复查。

第四节 口腔颌面外科患者的护理

口腔颌面部炎症是一种常见病，可由口腔内潜在的细菌或口腔外部的细菌侵入引起，多与牙源性或损伤等感染有关。

一、冠周炎

冠周炎（Pericoronitis）是下颌第三磨牙（俗称智齿）萌出不全时，牙冠周围软组织发生的炎症，又称智齿冠周炎。多发生于18～30岁。

【病因与发病机制】

本病由于下颌第三磨牙萌出位置不足而使萌出受阻，牙冠与牙龈瓣间形成较深的盲袋，有利于食物残渣的潜藏和细菌的滋生，加上来自咀嚼的机械性损伤，使龈瓣及附近组织易受感染。当机体抵抗力下降时，常诱发冠周炎急性发作（图9－2）。

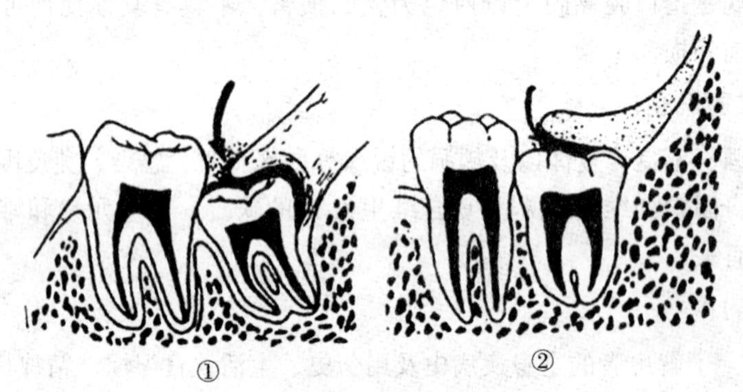

①智齿近中阻生及龈袋
②智齿垂直阻生及龈袋

图9－2 智齿与龈袋

【护理评估】

1. 临床表现 常表现为急性炎症过程。初期全身无明显反应，仅感磨牙后区不适，偶有轻微疼痛。炎症加重时局部跳痛并可反射至耳颞区，炎症波及咀嚼肌则开口受限。炎症继续发展，全身症状逐渐明显，可出现发热、畏寒、头痛等症状。

2. 社会－心理因素 发病之初症状轻微，多被患者忽略，当感染迅速扩展，出现严重的症状后才急于就诊。阻生牙拔除时，患者因惧怕手术疼痛而产生恐惧心理。

【护理诊断及合作性问题】

1. 疼痛　口腔颌面部疼痛，与冠周炎症有关。

2. 语言沟通障碍　与疼痛、张口受限、不愿交往有关。

3. 潜在并发症　颌面部间隙感染，与患者机体免疫力低下、细菌毒力强、未及时就诊有关。

4. 知识缺乏　与对疾病早期的预防及治疗知识缺乏了解有关。

【护理措施】

1. 保持口腔清洁　用高渗温盐水或含漱剂漱口，每日数次。

2. 局部冲洗　协助医师用3%过氧化氢液和生理盐水对冠周炎盲袋进行冲洗，擦干患部，将碘酚或碘甘油送入盲袋内，每日1次，疗效良好。脓肿形成时切开引流。

3. 全身支持疗法　需全身治疗者按医嘱服抗生素。

4. 嘱患者注意休息　进食流质，不吃刺激性食物，治疗期戒烟、戒酒。

5. 卫生宣教　宣传冠周炎的发病原因及早期治疗的重要性，对病灶牙遵医嘱拔除，防止复发。

二、颌面部蜂窝织炎

颌面部蜂窝织炎（Cellulitis of Maxillofacial Regions）是颜面、颌周及口咽区软组织化脓性炎症的总称。在正常的颌面部解剖结构中，存在着潜在的彼此相连的筋膜间隙，各间隙内充满着脂肪或疏松结缔组织。根据解剖结构和临床感染常表现的部位，将其分为不同名称的间隙，如眶下间隙、咬肌间隙、咽口间隙、口底间隙、翼下颌间隙、颊间隙等。当感染发生时，结缔组织溶解后，炎症产物充满筋膜间隙，故此类炎症又称间隙感染。

【病因与发病机制】

颌面部蜂窝织炎均为继发感染，最常见的为牙源性感染，如下颌第三磨牙冠周炎、根尖周炎等；其次是腺源性感染，多见于幼儿；外伤及血源性感染少见。病原菌以葡萄球菌和链球菌为主。多为混合感染，厌氧菌所致的较少。

【护理评估及合作性问题】

1. 健康史　仔细询问病史，了解患者是否存在未经彻底治疗的牙病史。

2. 临床表现　常表现为急性炎症过程，根据感染的性质、途径、部位不同而表现出不同的症状及体征。一般局部表现为红、肿、热、痛、功能障碍，重者高热、寒战。因感染部位不同，可有其他特殊表现，如咀嚼肌受累，可出现张口受限，进食困难。炎症侵及喉头、咽旁、口底，可引起局部水肿，使咽腔缩小或压迫气管，造成不同程度的呼吸和吞咽困难。

3. 社会－心理因素　蜂窝织炎所致的局部及全身症状严重，患者对疾病的预后十分担忧，感到紧张及焦虑，常常表现出烦躁不安、失眠、沉默或多语，此时特别需要亲人的安慰和细心的照顾。

4. 辅助检查 实验室检查可见白细胞计数明显升高或出现中毒颗粒。

【护理诊断及合作性问题】

1. 颌面部疼痛 与感染引起局部肿胀、组织受压有关。

2. 体温升高 因急性炎症引起全身中毒症状严重所致。

3. 焦虑 与症状严重而致全身不适及担心预后不佳有关。

4. 潜在并发症 海绵窦血栓静脉炎、脑脓肿、败血症等，与颌面部特殊解剖结构及感染未得到及时控制有关。

【护理措施】

1. 心理护理 耐心向患者解释病情及治疗计划，减轻紧张情绪，鼓励患者说出心理感受，消除焦虑感。

2. 注意休息 为患者提供安静舒适的休息环境。急性期感染严重者应卧床休息，注意静养，尽量少说话，减少活动，避免不良刺激。

3. 病情观察 注意生命体征的变化，严密观察其局部及全身症状。脓肿形成则协助医师切开引流。对于肿胀严重而引起呼吸困难者，必要时行气管切开术。

4. 治疗护理 遵医嘱给予止痛剂、镇静剂，应用抗生素治疗原发病灶。对于病情严重者给予全身支持疗法，输血、输液，维持电解质平衡。因患者服用的抗生素量较大，要注意观察用药后的反应。

5. 饮食护理 给予高营养、易消化的流质饮食，张口受限者采用吸管进食。

6. 口腔护理 病情轻者，嘱其用温盐水或漱口液漱口。重者进行口腔护理，用3%过氧化氢液清洗。

7. 去除病因 感染控制后，嘱患者及时治疗病灶牙，对于不能保留的患牙要及早拔除。

三、颌骨骨髓炎

颌骨骨髓炎（Oste Myelitis of The Jaws）是由细菌感染以及物理或化学因素，使颌骨产生的炎性病变。它并不只是限于骨髓腔内的炎症，而包括骨膜、骨皮质、骨髓及其中的血管、神经等整个骨组织发生的炎症过程。根据病因不同分为化脓性、放射性、特异性颌骨骨髓炎，可引起局部疼痛、肿胀、病理性骨折、颌面部畸形、瘘管形成等症状，对颌面部外形美观及咀嚼功能影响较大。化脓性颌骨骨髓炎约占各类型颌骨骨髓炎的90%以上，其中下颌骨骨髓炎的发生率较高，以牙源性感染最为多见。预防本病应及时治疗冠周炎、根尖周炎等疾病，治疗方式包括手术治疗和抗菌药物治疗，疗效一般较好。

【病因与发病机制】

颌骨骨髓炎以化脓性感染为多见，病原菌主要为金黄色葡萄球菌及其他化脓菌，常见的为混合性细菌感染。以牙源性感染最为多见，常由急性根尖周炎或第三磨牙冠周炎发展而来，外伤后继发骨髓炎或急性血源性感染所致者较少见。

【护理评估】

1. 临床表现 化脓性颌骨骨髓炎一般由急性转为慢性，最后形成死骨。炎症可以是小范围的，也可以扩大而波及一侧下颌骨，甚至整个下颌骨均受累。炎症如从骨髓向四周发展，破坏颌骨，称为中央性颌骨骨髓炎；由骨膜下脓肿损害骨皮质，称为边缘性颌骨骨髓炎。如病情未得到及时控制，少数亦可发展至破坏整块颌骨。

2. 社会－心理因素　急性颌骨骨髓炎一般来势迅猛，病情严重。一旦患了此病，患者及家属均感到紧张，手足无措，对疾病的预后十分担忧。慢性颌骨骨髓炎因病程迁延，时好时坏，患者对治疗缺乏信心。如果发生病理性颌骨骨折，患者出现咬牙合错乱和面部畸形，由此将导致患者自我形象紊乱，产生自卑心理，严重影响其正常生活及社会交往。

3. 辅助检查　中央性颌骨骨髓炎进入慢性期后，X 线片可见病变区骨质疏松，骨密质破坏。2～3 个月后，显示骨破坏局限，有死骨形成，与周围骨质分界清楚或伴病理性骨折；边缘性颌骨骨髓炎慢性期与周围骨无明显分界。下颌支后前位 X 线片，可见骨皮质不光滑，或有小片死骨形成。

【护理诊断及合作性问题】

1. 牙痛　与炎症被致密骨板包围，不易向外扩散有关。

2. 体温升高　与急性感染有关。

3. 焦虑　与病程长、经久不愈、担心预后不佳有关。

4. 营养失调，低于机体需要量　与感染造成机体消耗增加及摄入不足有关。

【护理措施】

1. 注意休息　为患者提供安静舒适的环境，保证患者有足够的休息及睡眠时间。

2. 治疗护理　根据临床反应、细菌培养及药物敏感试验结果，遵医嘱使用足量的抗生素控制感染。对于需进行引流的患者，要密切观察其引流量及脓液性质。对于需进行手术治疗者，要按照手术常规进行护理。

3. 饮食护理　进食营养丰富的流质或软食，对张口受限的患者给予管喂进食，保证营养供给。高热失水者要静脉补液，维持水、电解质平衡。

4. 口腔护理　对因病理性骨折或摘除死骨术后用钢丝或夹板固定颌骨的患者，做好口腔护理。可采用加压冲洗法，即用吊筒盛温生理盐水或 1∶5000 呋喃西林溶液，将冲洗头放入口内，边冲洗边用吸引器吸出冲洗液，以达到彻底清洁口腔的目的。

5. 物理疗法　急性炎症初期，用超短波治疗能缓解疼痛，消除肿胀。为加速创口愈合，改善局部血运及张口度，术后患者可配合理疗及热敷。

6. 心理护理　与患者及家属进行积极的交流与沟通，鼓励患者说出心理的感受，了解家庭系统对患者心理的影响。对焦虑的患者进行疏导，介绍其认识患同种疾病的恢复期患者，利用现身说法增强患者的信心，恢复自信，积极配合治疗。

7. 出院指导　结扎丝及夹板去除后，告知患者逐渐练习张闭口运动，直至功能恢复。练习时要有耐心和毅力。勿吃坚硬的食物，保证营养的摄入，以利于身体恢复。

四、口腔颌面部损伤患者的护理

人体遭受损伤后，受伤部位出现肿胀、疼痛、出血、功能障碍和相应的全身反应，这是损伤的共同特点。口腔颌面部由于解剖生理特点及功能的要求，损伤后还有其特殊性。同时，急救措施也有其自身的特点。

【口腔颌面部损伤的特点】

1. 易并发颅脑损伤。

2. 易发生窒息。

3. 口腔颌面部血液循环丰富。

4. 易发生感染。

5. 易致功能障碍和颜面部畸形。

【口腔颌面部损伤的急救】

1. 窒息的急救 外伤性窒息的原因，大致分为两种：一种是阻塞性窒息，另一种是吸入性窒息。急救措施如下：

（1）*解除阻塞* 用手指或止血钳伸入口腔、喉咙，将异物取出或移动组织瓣。

（2）*改变患者体位* 先解开颈部衣扣，患者神志清楚时，使其面部向下；神志不清时，使其俯卧，前额垫高，让分泌物自然流出，也可采用仰卧位，头偏向健侧。

（3）*放入通气管* 对神志不清的患者，除以上处理外，可再放入通气管。对下颌体前部粉碎性骨折或双侧骨折的患者，需运送时，即使神志清醒，亦应放入通气管。

（4）*药物应用* 需要时可注射尼可刹米、山梗菜碱或苯甲酸钠咖啡因，以兴奋呼吸中枢。

（5）*环甲膜穿刺或气管切开* 以上方法都不能使呼吸道维持畅通时，应迅速用粗针头，由环状软骨和甲状软骨之间的环甲膜刺入气管，或将环甲膜切开，暂时解除窒息。随后，尽早行气管切开术。

2. 出血的急救 口腔颌面部损伤后出血较多。如伤及较大血管，处理不及时，可导致死亡。如患者表现为面色苍白、无力、眩晕、出汗、口渴、呼吸浅速、脉搏快弱以及血压下降，估计失血量已超过800ml，除立即进行止血处理外，如有条件，同时给予静脉输液或输血。

3. 休克的急救 口腔颌面部严重的复合伤，可因出血或创伤而导致休克，要注意休克早期和休克期的全身变化。休克的处理原则为安静、镇痛、止血、输液，可用药物协助恢复和维持血压。对失血性休克，可快速输血。

4. 合并颅脑损伤的急救 颌面部损伤，尤其是上颌骨严重骨折的患者，常伴有不同程度的颅脑损伤，须加以注意。凡有颅脑损伤的患者，应卧床休息，减少搬动，暂停不急需的检查或手术。

5. 预防与控制感染 口腔颌面部损伤的创面，常被细菌和尘土等污染，甚至异物嵌入组织内，因此，感染对患者的危害性有时比原发损伤更为严重。所以，预防和控制感染，也是急救治疗中的重要问题。

6. 包扎和运送

（1）*包扎* 包扎是急救过程中不可缺少的治疗措施，起到压迫止血、暂时固定骨折、保护并缩小创面、减少污染或唾液外流等作用。

（2）运送　运送伤员时应保持呼吸道通畅。昏迷伤员可采用俯卧位，颈部垫高，使鼻腔悬空，有利于唾液外流和防止舌后坠。

【护理评估】

1. 临床表现

（1）口腔软组织损伤　口腔颌面部软组织损伤分为闭合性损伤与开放性损伤，前者常见的有挫伤和血肿，表现为疼痛、肿胀、皮肤变色与皮下瘀血等。

（2）牙及牙槽骨损伤　多发生在前牙区，常因碰撞、打击、跌倒或咀嚼硬物而引起。轻则牙体松动，重则发生牙脱位、牙折断，以致伴发牙槽骨折。

（3）颌骨骨折　包括上颌骨骨折、下颌骨骨折及上下颌骨联合骨折等。

2. 社会－心理因素　颌面部损伤多因工伤、暴力或交通事故所致，常给患者及家属带来重大打击，患者出现不同程度的恐惧与焦虑情绪。

【护理诊断及合作性问题】

1. 牙痛　与外伤、皮肤黏膜破损、骨折有关。

2. 组织完整性受损　与外伤有关。

3. 口腔黏膜改变　与损伤、下颌制动致口腔护理障碍有关。

4. 吞咽困难　与疼痛、咬牙合错乱、咀嚼功能障碍、下颌制动有关。

5. 恐惧　与突发的伤害及手术有关。

6. 潜在并发症（出血、感染、窒息等）　与下列因素有关：①伤口渗血、手术创伤；②伤口暴露、污染；③局部肿胀严重，口内有血块且未及时清除等。

7. 营养失调，低于机体需要量　与咀嚼或吞咽困难有关。

【护理措施】

1. 一般护理　口腔颌面部损伤的患者，一般发病急，病情变化快，常因窒息、出血、休克及合并颅脑损伤等而使病情加重。因此，在口腔颌面部损伤患者的急救和治疗工作中，护理工作非常重要。

（1）观察生命体征　测量体温、脉搏、呼吸、血压，观察神志及瞳孔的变化。

（2）遵医嘱做皮试　如青霉素、链霉素、普鲁卡因、破伤风抗毒素等皮肤试验，及时注射破伤风抗毒素。

（3）根据伤情准备急救用品　如氧气筒、吸引器、气管切开包、急救药品、输液架等。

（4）按医嘱要求及时输血、输液，全身应用抗生素　保持患者呼吸道通畅，及时清除口、鼻腔分泌物，以及呕吐物、异物、血凝块，以预防窒息，必要时行气管插管或气管切开术，缺氧患者及时给氧。

（5）患者体位　经急救处理后，患者一般取仰卧、头偏向一侧体位，以利口内液体自行流出。出血不多及合并颅脑损伤的患者，可采取半卧位，以利血液回流，减轻局部组织水肿。

(6) 局部观察　口内有夹板或颌间栓丝固定的患者，应定期检查，发现钢丝松动或刺伤黏膜时，要及时根据病情进行调整。

(7) 保持口腔卫生　颌间固定的患者不但进食困难，而且因无法咀嚼而失去口腔自洁作用，食物残渣很容易积聚于夹板、连结丝和牙间隙内。因此，对这类患者保持口腔卫生十分重要，在每次进食后，都应用冲洗器、棉签或小牙刷进行口腔的清洗工作。

(8) 心理护理　根据患者不同的心理问题加以疏导，鼓励患者说出使其不安及担忧的感觉和想法，给予耐心的解释及安慰，使其主动配合治疗。

(9) 健康指导　对颌骨骨折的患者，应使其掌握开口训练的时机与方法。对口腔颌面部损伤、全身状况良好者，鼓励患者早期下床活动和及时进行功能训练，以改善局部和全身的血液循环，促进患者早期痊愈并减少并发症的发生。

2. 饮食护理　口腔颌面部损伤的患者，正常摄食较为困难。所以，合理饮食对患者减少体内消耗，促进创伤恢复非常重要。

(1) 进食的性质和种类　根据医嘱，可进流质、半流质、软食或普食。根据病情需要，可进高蛋白、高热量、维生素丰富的饮食。特殊患者应由医师特殊制定，如腮腺或颌下腺损伤者，在治疗期不食酸性饮食；而腮腺导管损伤后，经导管吻合或导管再造术治疗期间，应让患者多食酸性饮食，以促使导管畅通。

(2) 进食方法　根据伤情的轻重、开口度和咀嚼及吞咽的情况，并结合患者的意愿，可采用以下几种进食方法：①管喂法：可用滴管或注射器喂流质饮食。②匙喂法：可用汤匙喂食或自食流质、半流质饮食。③吸管法：用细塑料管吸流质饮食，用粗塑料管或胶管自吸流质或半流质饮食，还可吸部分软质饮食。④壶喂法：可喂食流质或半流质食物。⑤鼻饲法：可喂流质饮食。⑥吊筒喂食法：将吊筒挂在输液架上，用橡皮管的一端接在吊筒上，另一端放入患者口内舌背上，食物借重力流入，或另接一橡皮球加压，使食物流入口内。这种方法可由患者用手控制流量，避免发呛。此法可进食流质或半流质饮食。

五、牙拔除术患者的护理

【拔牙适应证】

1. 牙体病损　牙体组织龋坏或破坏严重，用现有的修复手段已无法恢复和利用者，可将其拔除。

2. 根尖周炎　根尖周炎不能用根管治疗、根尖切除等方法治愈者，可将其拔除。

3. 牙周病晚期　牙周病晚期，牙周骨组织支持大部丧失，采用常规和手术治疗已无法恢复牙的稳固和功能，可将其拔除。

4. 牙外伤　无法保留的外伤牙需拔出。

5. 错位牙　影响功能、美观，造成邻近组织病变或邻牙龋坏，不能用正畸等方法恢复正常位置者，均可考虑拔除。

6. 额外牙　额外牙常会引起正常牙的萌出障碍或错位，造成错牙合畸形，常为拔牙的适应证。

7. 埋伏牙、阻生牙　引起邻牙牙根吸收、冠周炎、牙列不齐、邻牙龋坏者，均应拔除。

8. 滞留乳牙　影响恒牙萌出者应当拔除。

9. 治疗需要　因正畸治疗需要进行减数的牙；因义齿修复需要拔除的牙。

10. 病灶牙　引起颌骨骨髓炎、牙源性上颌窦炎等局部病变的病灶牙，为拔除的适应证。

11. 骨折累及的牙　因颌骨骨折或牙槽突骨折所累及的牙，根据牙本身的情况决定是否拔除，应尽可能保留。

【护理评估】

1. 健康史　询问患者过去有无全身性疾病，如严重的心血管疾患、糖尿病及造血系统疾病等。

2. 身体状况的评估　了解患者目前的健康状况，如脉搏、呼吸、血压等生命体征是否正常。

3. 精神心理状况的评估　通过了解患者手术前晚的睡眠情况来评估患者的心理状态。

4. 用药情况　了解患者术前有无服用其他药物以及药物过敏史。

5. 牙周组织情况评估　了解牙周组织有无红、肿、热、痛。

【护理措施】

1. 拔牙前的护理

（1）器材准备　检查盘一套。遵医嘱准备麻醉药、牙龈分离器、牙挺、牙钳、无菌干棉球2～3个（图9－3）。

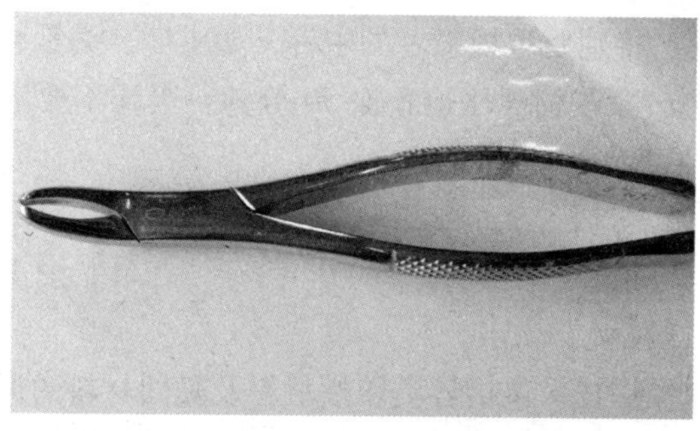

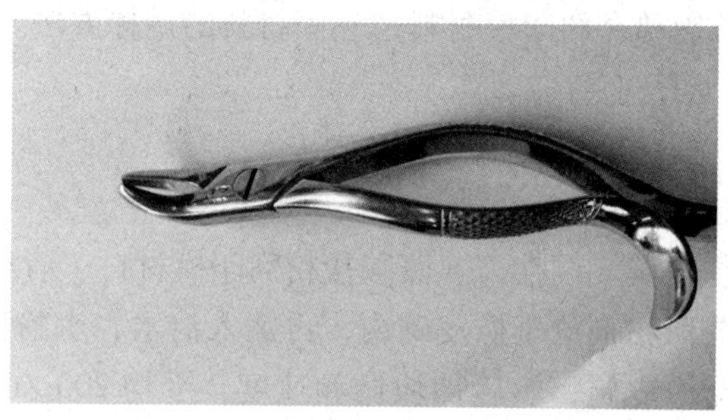

图9－3　拔牙钳

(2) 做好心理护理　热情接待患者，使患者一进医院及诊室就有良好的印象。应亲切和蔼、愉快和耐心地接待患者，关心、体贴他们，以加强患者对治疗的信心。询问患者有无药物过敏史，必要时做药物过敏试验，协助患者完成各种检查，如胸透、化验等。

(3) 签署手术同意书　此为监护拔牙前常规履行的手续，向患者及家属介绍术中可能发生的问题，以取得家属的理解和合作。

(4) 患者体位　多采用坐位，也可采用卧位。拔除下颌牙时，应使患者大张口时下颌牙平面与地面平行，下颌与术者的肘关节在同一高度或稍低。

(5) 术区的准备　在准备手术前，应嘱咐患者取出口内的活动义齿。协助患者用0.05%氯已定液含漱。牙石较多者应先行洁治。口内术区及麻醉穿刺区用2%碘酊消毒。

(6) 手术者的准备　术者应刷手，并戴无菌乳胶手套进行操作。器械准备：根据所拔牙的位置选择拔牙器械包，包括牙钳、牙挺、牙龈分离器和刮匙等。若需要做翻版时，还应准备手术刀、鼓膜分离器、缝针、缝线等。总之，应根据手术的要求准备相应的器械。

2. 拔牙中的护理配合

(1) 在整个手术过程中，护士应严格遵守和执行无菌技术操作，及时传递器械、抽吸唾液和血液等，充分暴露手术区，协助劈牙和保护颞下颌关节。

(2) 护士应做好拔牙创面的检查与处理。如用刮匙探查牙槽窝，有肉芽组织或碎片时应刮除。

(3) 在拔牙过程中，护士应认真观察患者病情的变化，如患者的神志、意识、面色、呼吸、有无抽搐等。特别要重视患者的主诉，如头疼、头晕、胸闷、恶心等。

3. 术后医嘱　嘱患者紧咬棉球压迫止血30分钟，当天不要漱口，少说话，进温软食物。缝合者，1周左右拆线。

第五节　口腔修复科患者的护理

口腔修复科的护理操作技术包括各类印模材料及黏固材料的调拌方法、暂基托及暂时冠桥的制作等。本节简单介绍印模材料及黏固材料的调拌方法。

一、印模材料的调拌方法

1. 藻酸盐粉剂印模材料

(1) 用物准备　橡皮碗、调拌刀、藻酸盐粉剂印模材料、清水、量杯。

(2) 操作方法　先取粉剂放于橡皮碗内，再加入清水，水粉比例按商品要求计量。开始时轻轻调和，转动橡皮碗，然后加快调和速度，平均200r/min，30秒完成。凝固时间为2~3分钟。

(3) 上托盘的方法　将调和完成的材料移置于托盘前，需将材料刮收于橡皮碗的一侧，并反复用调拌刀在碗内折叠，挤压排气。

2. 硅橡胶印模材料　硅橡胶印模材料常有以下几种：

（1）印泥样硅橡胶材料　使用净手或戴上手套，根据口腔修复需要取适量的基质材料，按比例加入催化剂，用手均匀调和约30秒，直到颜色均匀为止，放入托盘后再放入患者口内。

（2）双管自动搅拌型硅橡胶印模材料　操作时接上自动搅拌嘴，推注活塞，将材料直接置于托盘上即可使用。

（3）糊剂型硅橡胶印模材料　一般分为两组份，由糊剂和液剂组成。调和时，现将糊剂按需要量挤出并置于调板纸上，然后加入催化剂，用调拌刀调和。

3. 印模膏

（1）用物准备　盛印模的容器、纱布、热水、印模膏。

（2）操作方法　将印模膏放入70℃的温水中均匀软化，进入口腔的温度为45℃～55℃，此时流动性和可塑性较好。

4. 注意事项

（1）印模材料调拌时，要保持调拌用具的清洁、干燥，若调拌用具残留碎屑等物质，将影响材料的质量。

（2）藻酸盐粉剂印模材料要严格按水粉比例及调和时间的要求调拌。调和时间不足，会使印模强度下降；调和时间过长，会破坏凝胶而同样造成强度下降。

（3）印模膏在软化时水温不可过高，否则造成黏性大而难以操作，并易使材料中的低容成分损失。水温也不可过低，否则材料不能充分软化，流动性差，影响印模的准确度。

（4）合理掌握调拌时间。

（5）橡皮碗、调拌刀使用后应清洗干净，并进行消毒处理，干燥后备用。

二、黏固材料的调拌方法

1. 磷酸锌黏合剂　左手固定玻璃板，右手平握调拌刀，将粉剂分成数份，逐份加入液剂内，分次调和。

2. 聚羧酸锌黏合剂　在30～40秒内将粉剂加入液剂中，迅速调匀，然后涂布于修复体上，并黏结就位。

3. 氧化锌丁香酚黏合剂　粉液比为（1.5～1.8）∶0.5。将粉剂分成3份，分次逐步加入液剂内。

4. 玻璃离子黏合剂　粉液比为（1.25～1.5）∶1。

三、自凝树脂的调拌方法

1. 用物准备　自凝树脂、自凝牙托水、调拌杯、调拌刀。

2. 操作方法

（1）调拌用具应清洁干燥，无残留物。

（2）根据需要，先将牙托水放入调拌杯内，然后再加入粉剂于杯内。粉液比为2∶1（重量比）或5∶3（容量比）。

（3）一般以液剂将粉剂充分溶胀并略多一点为宜，稍加调和后加盖放置。

（4）根据临床需要，选择在不同的聚合期进行操作。制作个别托盘或暂基托，应在自凝树脂呈稀糊状时进行；制作暂时冠桥或基托组织面衬层时，则在丝状期开始。

（5）待树脂初步固化后，连同模型或基托一起置于60℃的热水中浸泡，以促进固化完全。冷却后打磨、抛光。

3. 注意事项

（1）自凝树脂在常温下的可塑时间一般在调和开始后的3.5～4.5分钟。夏季如室温过高，聚合加快，操作时间有限，在制作多个牙单位的暂时冠桥时则分次进行。

（2）室温低时，凝固太慢，可间接加热。但加热不可过急，否则会出现气泡。

（3）用自凝树脂在患者口内直接进行义齿重衬前，应询问患者对该材料有无过敏史，以免发生意外。重衬时嘱患者漱口，口腔软组织涂以液体石蜡，避免树脂聚合时产热而灼伤黏膜。

第六节　口腔正畸科患者的护理

口腔正畸，就是采用科学的方法将错牙合畸形牙齿进行矫正。错牙合畸形是指儿童在生长发育的过程中，由先天因素或后天因素导致的牙齿、颌骨、颅面的畸形。通过正畸的治疗，达到美观的外貌、健康的功能等作用。口腔矫正有时能改善发音，治疗牙周病、骨折、颞下颌关节病；有时还可以为缺牙修复、种牙等其他牙科治疗创造条件。

1. 开诊前的准备

（1）工作人员应精神饱满，着装规范，必要时戴上手套。

（2）了解当日医师的出诊情况及患者的预约情况。

（3）备好镊子罐、75%乙醇棉、3%过氧化氢棉、敷料盒、调拌用具、常用材料、一次性物品、口腔检查器械、检验单、X线摄片申请单等。对于复诊患者，根据治疗需要准备相应的特殊器械、材料、患者的模型、病历资料等。

2. 接诊工作

（1）态度和蔼，主动热情地接待患者。

（2）根据挂号顺序准确分诊、正确引导，请候诊患者及陪同人员到候诊室集中候诊，并给予安抚，让其耐心等待，听从安排，依次就诊。

（3）耐心解释患者咨询的问题或疑问，做到首问负责。

（4）请复诊患者先自行刷牙后等待。

3. 护理配合

（1）调整椅位，引导患者上椅位，调节光源，围好胸巾，让患者处于舒适的体位。

（2）嘱患者漱口，清洁口腔。

（3）根据治疗需要准备用物、材料。向患者解释清楚每一项具体治疗中的感受、注意事项及需要做的配合。如有不适，请示意。

（4）对于戴活动矫治器治疗的患者，应协助医生加力、调磨；对于戴固定矫治器的患者，应协助医生准备黏结带环、托槽及其他附件。

（5）各项治疗完成后，向患者交代清楚注意事项。调节椅位时提醒患者，以便下椅位。

（6）预约复诊时间，请患者按时就诊。

（7）整理用物，分类处理，消毒备用。

4. 健康指导

（1）向患者及家属讲清楚保持口腔卫生在正畸治疗过程中的重要性。

（2）嘱戴固定矫治器的患者禁啃硬食物，忌太硬、太黏的食物，忌温差太大的食物或饮料。

（3）指导患者正确刷牙，保持良好的口腔卫生习惯对正畸患者非常重要。建议患者选择刷毛中等硬度、刷头稍小的牙刷；尽量用含氟牙膏；采用沿托槽周围旋转刷牙或Bass法刷牙；每次餐后及早、晚刷牙。

（4）针对患者的心理问题给予正确的心理辅导，认真讲解治疗程序及自我护理技巧，缓解患者的心理压力。对青少年患者，着重讲述正畸治疗的重要性，告知患者错牙合畸形不但影响美观，而且影响口腔的功能，使患者由被动治疗变主动治疗。对成年人非常关心的治疗周期及效果，应告知治疗周期的长短与年龄及错牙合畸形的复杂程度有关，只要提高依从性，配合治疗，就一定能取得预期的疗效。

5. 诊室管理

（1）环境管理。诊室要求清洁、整齐、安静、舒适、美观；每天开窗通风2小时以上，保持空气新鲜；光线充足、明亮；设有集中候诊处，并备有饮水、刷牙处等；一医一患，其余患者到候诊室集中候诊；设置一些宣传栏、展示柜、展板、安全提示牌等。

（2）设备管理。设备不用时处于静息复位状态，保持设备清洁；发现设备有问题时要及时通知维修，保障临床使用；熟悉科室设备的性能并能正确使用；需要消毒的设备（如椅位管道、储水瓶）要坚持定期消毒、清洗；保证设备的定期维护和保养；下班后关好设备、水、电、气；对科室设备做到心中有数。

（3）安全管理。诊室设置有“小心滑倒”、“管好自己的包”等安全警示标示；指导患者正确上下椅位，操作时任何器械、药物禁止从患者面部传递，以防患者受到意外伤害；控制护理质量，做好各类物品的正确处置，把好消毒灭菌关，防止交叉感染，保证医疗安全；消除水、电、消防安全隐患，保证临床安全。

同步训练

一、单选题

1. 食物中特别容易致龋的物质是（　　）

A. 蔬菜　　B. 蛋白质　　C. 果糖

D. 蔗糖　　E. 脂肪

2. 恒牙中患龋最多的牙位是（　）

A. 下颌磨牙　　B. 上颌磨牙　　C. 下颌第一、第二磨牙

D. 上颌第一、第二磨牙　　E. 上、下颌前磨牙

3. 急性牙髓炎的应急处理最好是（　）

A. 开髓引流　　B. 药物止痛　　C. 针灸止痛

D. 指压止痛　　E. 局麻止痛

4. 根管治疗时器械落入口腔中，应立即采取的措施是（　）

A. 使之不能闭口，头部前倾　　B. 使之闭口不动　　C. 使之暂停呼吸

D. 嘱不能吞咽　　E. 嘱安静平卧

5. 引起牙龈炎的主要病因是（　）

A. 牙菌斑和细菌　　B. 牙石　　C. 咬合创伤

D. 食物嵌塞　　E. 不良修复体

6. 牙龈炎患者就诊时，最常见的症状是（　）

A. 牙龈痛　　B. 牙龈肿胀　　C. 牙龈萎缩

D. 牙龈出血　　E. 牙龈增生

7. 牙周炎区别于牙龈炎的主要特点是（　）

A. 牙周炎有牙菌斑　　B. 牙周炎有真性牙周袋　　C. 牙龈炎的牙龈面水肿

D. 牙周炎有牙石的堆积　　E. 牙周炎有软垢

8. 某男，35 岁，近半年来刷牙时经常出血，无其他不适。体格检查：全口较多结石、牙龈肿胀、暗红色，探查出血明显，牙齿无松动。该患者最可能的诊断为（　）

A. 牙周炎　　B. 急性根尖周炎　　C. 慢性根尖周炎

D. 牙龈炎　　E. 龋病

9. 原发性疱疹性口炎最多见于哪一个年龄段（　）

A. 4 ~6 个月　　B. 6 个月 ~2 岁　　C. 6 岁以下

D. 20 ~50 岁　　E. 60 岁以上

10. 口腔念珠菌病最主要的病原菌是（　）

A. 高里念珠菌　　B. 假热带念珠菌　　C. 白色念珠菌

D. 热带念珠菌　　E. 类星型念珠菌

11. 复发性阿弗他溃疡在口腔黏膜的少发部位是（　）

A. 唇　　B. 颊　　C. 舌尖、舌缘、舌腹

D. 牙龈、硬腭　　E. 前庭沟

12. 口腔白色念珠菌感染患者，选用哪种漱口剂（　）

A. 含抗生素漱口液　　B. 含止痛剂漱口液　　C. 激素制剂漱口液

D. 弱酸性漱口液　　E. 弱碱性漱口液

13. 关于化脓性颌骨骨髓炎，下列哪项是正确的（　）

A. 占各类型颌骨骨髓炎的比例约在 90% 以上

B. 多为血源性

C. 疼痛不明显

D. 常形成广泛的骨质破坏

E. X 线示有死骨的形成

14. 口腔颌面部的感染途径，最常见的是（　　）

A. 血源性　　B. 损伤性　　C. 腺源性

D. 牙源性　　E. 医源性

二、多选题

1. 洁治术可以用于治疗下列哪些疾病（　　）

A. 牙周炎　　B. 龈炎　　C. 龋病

D. 根尖周炎　　E. 牙槽脓肿

2. 牙龈炎的身体状况，正确的是（　　）

A. 牙龈出血　　B. 牙龈脓肿　　C. 牙龈充血

D. 龈乳头肥大　　E. 牙齿松动

3. 牙周炎患者的主诉常为（　　）

A. 牙痛　　B. 牙齿松动　　C. 遇冷则牙痛加剧

D. 口臭　　E. 牙龈出血

三、名词解释

1. 冠周炎
2. 颌面部蜂窝织炎

四、简答题

1. 在龋病的治疗过程中，如何配合医生的工作？
2. 龋病治疗的健康指导是什么？
3. 简述根尖周炎的病因及治疗原则。
4. 在根管治疗中，如何配合医生的工作？
5. 根管治疗的健康指导是什么？
6. 简述牙周炎的身体状况。
7. 简述口腔黏膜病的治疗配合及健康指导。
8. 简述冠周炎的护理诊断。
9. 简述口腔颌面部损伤的特点。
10. 简述颌面部损伤的护理措施。
11. 简述拔牙的适应证以及护理评估。
12. 试述印模材料的调拌方法。
13. 简述正畸的健康指导。

参考答案

一、单选题

1. D　2. C　3. A　4. A　5. A　6. D　7. B　8. D　9. B　10. C　11. D　12. E　13. A　14. D

二、多选题

1. AB　2. ABCD　3. BDE

三、名词解释

略

四、简答题

略

实践指导

一、眼科护理实践指导

实践1　结膜囊冲洗法

结膜囊冲洗法是用冲洗液冲洗结膜囊以达到清洁或治疗目的的一种方法。

【适应证】

1. 术前清洁结膜囊。
2. 清除结膜囊内的分泌物及异物。
3. 眼部化学伤时，清除及中和化学物质。

【禁忌证】

眼球穿通伤、深层角膜溃疡。

【操作前准备】

洗眼壶或吊瓶及输液装置一套、受水器、治疗巾、冲洗液（视病情备生理盐水或3%硼酸、2%碳酸氢钠）、消毒棉签、消毒眼垫，必要时备表面麻醉药。

【操作过程与护理配合】

患者取坐位或仰卧位，头后仰并侧向患侧，双眼注视前方。铺治疗巾于患眼的颈部，嘱患者持受水器紧贴于冲洗侧面颊部，颧骨凸下方；若取仰卧位，受水器紧贴于患眼颞侧。一手牵开患眼下睑，暴露结膜囊，另一手持洗眼壶或吊瓶冲洗头冲洗眼周皮肤，待患者适应后再冲洗结膜囊。在距眼2～3cm处用冲洗液冲洗结膜囊，并嘱患者转动眼球，以便冲洗结膜囊各部；然后将上睑翻转，充分冲洗上部结膜囊。

【操作后护理】

冲洗结束后，用棉签或眼垫擦去颜面部水滴，取下受水器和治疗巾。遵医嘱使用眼药水或眼药膏。

【注意事项】

1. 冲洗壶或吊瓶冲洗头不可触及眼睑、睫毛及眼球。
2. 冲洗液的温度以32℃～37℃为宜，可先将冲洗液滴在手背皮肤上测试，以患者能耐受为度。
3. 冲洗动作宜轻柔，冲洗时冲洗液不可直接冲在角膜上，也不能流入健眼。

4. 根据需要滴表面麻醉剂，以减少刺激。

5. 化学伤冲洗时应充分暴露上下穹隆部，反复多次冲洗，以免化学物质残留。如有大块异物不易冲去，可用消毒棉签擦去。冲洗液应准备充足，冲洗时间不少于10分钟。

6. 眼球贯通伤、较深的角膜溃疡患者，禁行结膜囊冲洗法。

7. 传染性眼病患者使用过的冲洗用具应严格消毒。

实践2　滴眼药水法

滴眼药水法是将眼药水滴入结膜囊内以防治眼病的一种方法。

【适应证】

1. 预防、治疗眼部疾病。

2. 散瞳、缩瞳、眼部检查。

【操作前准备】

治疗盘、眼药水、消毒棉签、碘伏消毒液、手消毒剂、纱布、污物杯。

【操作过程与护理配合】

协助患者取坐位或仰卧位，头后仰并侧向患侧，眼向上方斜视。操作者左手轻牵下睑，暴露下结膜囊，右手持眼药瓶或滴管先挤掉1～2滴，距眼2～3cm处将药液滴入结膜囊内，再轻提上睑并覆盖眼球。

【操作后护理】

用干棉签擦去外溢药液，嘱患者闭眼1～2分钟。

【注意事项】

1. 严格执行查对制度及无菌操作，防止交叉感染。认真核对眼别及眼药水的名称、浓度、有效期，检查有无絮状沉淀等变质现象。

2. 滴眼药时注意滴管口或药水瓶口不要触及眼睑、睫毛或手指，以免发生污染。

3. 滴眼药时勿压迫眼球，药液应滴入结膜囊，不可直接滴在角膜上，尤其是有角膜溃疡和角膜伤口的患者。

4. 滴入毒性药物（如阿托品等）后，应该用消毒棉签按压泪囊部2～3分钟，以避免药物经泪道进入鼻腔，经鼻黏膜吸收中毒，儿童更应注意。

5. 同时滴数种药物时，先滴刺激性弱的药物，再滴刺激性强的药物。眼药水、眼药膏同时使用时，先滴眼药水，再涂眼药膏，每次每种药需间隔1～2分钟。

6. 滴混悬液时，应摇匀后使用，以免影响疗效。

7. 滴入扩瞳药后，因瞳孔放大，患者会有畏光、视物模糊等现象，应在操作前向患者作好解释。

实践3　涂眼药膏法

涂眼药膏法是将眼药膏放入结膜囊内以防治眼部疾病和保护眼球的一种方法。

【适应证】

预防、治疗眼部疾病。

【操作前准备】

治疗盘、眼药膏、消毒棉签、手消毒液、纱布及污物杯。

【操作过程与护理配合】

患者取坐位或仰卧位，头稍后仰。操作者轻牵下睑，暴露下结膜囊，嘱患者眼球向上转，涂眼药膏时，先挤去一小段，再将眼药膏与睑裂平行并挤入下穹隆部，轻提上睑，嘱患者闭眼，使眼药膏涂于结膜囊内。

【操作后护理】

1. 用棉签轻轻按摩眼睑2~3分钟，或嘱患者轻轻转动眼球，使眼药膏均匀分布在结膜囊内。

2. 用干棉签擦去外溢的眼药膏，必要时用纱布包扎患眼。

【注意事项】

1. 严格执行查对制度及无菌操作。
2. 用软管涂药膏时，先挤去管口的一段药膏，勿触及睫毛及睑缘。
3. 操作时动作要轻，切勿压迫眼球，尤其是角膜溃疡患者。
4. 如有外伤、角膜溃疡、内眼手术时，禁止涂药后按摩。
5. 眼睑闭合不全者，眼药膏应均匀涂满角膜。
6. 注意观察用药后的不良反应及用药后的效果。

实践4 泪道冲洗法

泪道冲洗法是用冲洗液冲洗泪道以清洁泪道、诊治泪道疾病的一种方法。

【适应证】

1. 治疗泪道及泪囊部炎症。
2. 眼内手术前准备。

【操作前准备】

5ml注射器、泪道冲洗针头、表面麻醉药、冲洗液（常用生理盐水或抗生素溶液）、消毒棉签或棉球。

【操作过程与护理配合】

1. 患者取坐位或仰卧位，头后仰并侧向患侧。

2. 将蘸有表面麻醉药的棉签置于上、下泪小点之间，助患者闭眼2~3分钟，以达到局部麻醉的目的。

3. 抽吸冲洗液，连接冲洗针头。

4. 牵开下眼睑，嘱患者向上注视。

5. 将冲洗针头垂直插入泪小点1～2mm（若泪小点狭窄或闭塞，先用泪点扩展器扩张），再转水平方向，向鼻侧沿泪小管方向推进5～6mm，或插入至骨壁再稍后退。

6. 将下睑朝颞侧方向拉紧，然后将冲洗液缓慢注入泪道，同时询问患者有无液体流入鼻腔或咽喉部，并观察泪点处有无分泌物反流、有无阻力。

7. 根据冲洗时的通畅程度和反流情况，可判断泪道问题。

（1）冲洗无阻力，液体顺利进入鼻腔或咽喉部，表明泪道通畅。

（2）冲洗液全部从原路反流，为泪小管阻塞。

（3）冲洗液自下泪小点注入，液体由上泪小点反流，提示泪总管阻塞。

（4）冲洗有阻力，冲洗液部分流入鼻腔，部分反流，为鼻泪管狭窄。

（5）冲洗液从上泪小点反流，同时有黏液或脓性分泌物，提示为鼻泪管阻塞合并慢性泪囊炎。

【操作后护理】

1. 冲洗完毕，用棉球擦净面部和眼睑。

2. 滴抗生素眼药水，预防感染。

3. 记录冲洗情况，包括从何处进针、有无阻力、冲洗液的通畅情况及有无分泌物等。

【注意事项】

1. 有慢性泪囊炎者，冲洗前应先挤压泪囊部，排出分泌物。

2. 急性泪囊炎、急性泪囊周围炎患者，禁止进行泪道冲洗、挤压泪囊部。

3. 冲洗动作应准确、轻巧，不可将针头顶住泪小管侧壁，以免影响判断。

4. 进针时要顺着泪小管的方向前进，避免刺破泪小管壁而致假道。注意观察冲洗时下睑是否肿胀，若出现肿胀，则形成了假道，应立即停止冲洗。

实践5　结膜下注射法

结膜下注射法是将药物注射入结膜下的疏松间隙内，以提高药物在眼内的浓度，增强并延长药物的作用时间。

【适应证】

治疗眼球前段疾病。

【禁忌证】

1. 结膜有严重感染或出血倾向者。

2. 眼球穿通伤、伤口未缝合者。

【操作前准备】

治疗盘、1ml或2ml注射器、4号半或5号半针头、表面麻醉剂、注射药物、消毒棉签及棉球。

【操作过程与护理配合】

患者取坐位或仰卧位，头向后仰。将表面麻醉药滴入结膜囊内2次，每次间隔2～3

分钟。牵开患者下睑，选择注射部位。一般选择下穹隆部球结膜。嘱患者向上固视，勿转动眼球，然后将注射针头与睑缘平行或呈10°~15°，避开血管，挑起注射部位的球结膜，缓慢推入药液0.3~0.5ml，使结膜成鱼泡状隆起。颞上方注射时嘱患者向下方注视。

【操作后护理】

注射完毕，轻轻还纳下睑，滴抗生素眼药水。嘱患者轻闭眼休息，勿按压。

【注意事项】

1. 注射时应仔细核对眼别、药物，并询问有无药物过敏史。

2. 注射部位应选择在球结膜的下部或颞侧，离角膜稍远，针尖切忌朝向角膜，以防刺伤角膜。固定患者头部，嘱其勿转动眼球，以防刺伤眼球；对眼球颤动不能固视者，可用固定镊固定眼球后再做注射。对儿童进行操作时，需助手固定患儿的头部，必要时用拉钩拉开眼睑。

3. 多次注射时需更换注射部位。

4. 注射混悬液或黏稠药物时，应选择合适的注射器和针头。

5. 注射有毒药物时，如5-氟尿嘧啶，应在注射后立即用大量生理盐水冲洗结膜囊，以免药物渗漏而损伤角膜。

二、耳鼻咽喉科护理实践指导

实践6　剪鼻毛

剪鼻毛是为鼻内手术做准备。剪去鼻毛，清洁鼻前庭皮肤，防止感染，并使手术野清楚。

【操作前准备】

剪刀、凡士林软膏、棉签、生理盐水棉球。

【操作过程与护理配合】

1. 操作者清洗双手后，备齐用物，携至床边，向患者作有关解释。
2. 核对患者的姓名、床号及手术侧鼻腔。
3. 患者取坐位，头后仰，使鼻孔朝向坐位。
4. 剪刀上涂凡士林软膏，使剪下的鼻毛粘着，不致吸入鼻腔。
5. 左手拇指将患者鼻尖向上轻轻抬起，右手用剪刀沿鼻毛根部剪除鼻毛。
6. 剪毕用蘸有凡士林软膏的棉签将掉在鼻前庭的鼻毛粘出。
7. 最后用生理盐水棉球洗净鼻前庭。

【注意事项】

注意不要损伤鼻腔皮肤。

实践7　鼻腔冲洗法

本法可清洁鼻腔，湿润黏膜，减轻臭味，促进黏膜功能恢复。

【操作前准备】

灌洗桶1个、橡皮管1根、橄榄式接头1根、输液架1个、温生理盐水1000～1500ml、脸盆1个、纱布少许。

【操作过程与护理配合】

1. 患者取坐位，头向前倾。

2. 将装有温生理盐水的灌洗桶挂在距患者头部高50cm处，关闭输液夹。

3. 橄榄头与橡皮管连接，嘱患者一手将橄榄头固定于一侧前鼻孔，张口呼吸。打开输液夹，使桶内温盐水缓缓流入鼻腔，盐水经前鼻孔流向后鼻孔，再经口腔流出，即可将鼻腔内的分泌物、痂皮冲出。

4. 一侧鼻腔冲洗后，将接头换到对侧鼻孔，按同样的方法进行冲洗，然后用纱布擦干脸部。

【注意事项】

1. 鼻腔有急性炎症及出血时禁止冲洗，以免炎症扩散。

2. 灌洗桶不宜过高，以免压力过大而引起并发症。

3. 水温以接近体温为宜，不能过冷或过热。

4. 冲洗时勿与患者谈话，以免发生呛咳。

实践8　鼻腔滴药法

本法可收缩或湿润鼻腔黏膜，达到通气、引流和消炎的目的。

【操作前准备】

滴鼻药1瓶、清洁棉球少许。

【操作过程与护理配合】

1. 患者取仰卧位，头向后仰，悬于床沿下，使鼻部低于口和咽部的位置。

2. 取滴管置于前鼻孔上方约2cm处。

3. 将药液滴入鼻腔内，轻捏鼻翼，稍停片刻方能坐起，使药液充分与鼻腔黏膜接触。

【注意事项】

1. 鼻腔滴药前将分泌物轻轻排净。

2. 将药液滴入鼻腔时，避免滴管头触及鼻部而污染药液。

实践9　下鼻甲黏膜下注射法

注射硬化剂，使下鼻甲产生纤维化，缩小体积，借以改善鼻腔通气，治疗肥厚性鼻炎；双下甲封闭疗法可治疗单纯性鼻炎和变态反应性鼻炎。

【操作前准备】

额镜、鼻镜、枪状镊、1%～2%丁卡因、80%甘油或枯脱液、0.5%普鲁卡因、1%

利多卡因、注射器及针头等。

【操作过程与护理配合】

1. 向患者说明本疗法的作用及步骤，取得患者的合作。

2. 1%丁卡因进行下鼻甲黏膜表面麻醉。

3. 用细长的7号针头自下鼻甲前端刺入黏膜下，沿下鼻甲游离缘直达后端，但不可刺破后端黏膜。

4. 边拔针边注射。

5. 针拔出后立即塞入棉片止血。注射剂量为每侧1～2ml。

【注意事项】

1. 若需两侧注射者，因疼痛反应重，可分次进行。

2. 注射药物前先抽回血，无血液时再缓慢注入药物，不可注射于一点，以免引起并发症。

3. 注射药物时应密切观察，若患者出现出汗、面色苍白、心悸等全身反应，应立即停止注射，让患者平卧，休息片刻即可恢复。应事先告知患者麻醉时有疼痛感，以免患者感到不安。

实践10 上颌窦穿刺冲洗法

上颌窦穿刺冲洗法是用上颌窦穿刺针由鼻腔刺入上颌窦以抽取脓液和冲洗上颌窦的方法。

【目的】

熟悉上颌窦穿刺的部位、操作过程、注意事项；能正确评估上颌窦穿刺的适应证和禁忌证。

【适应证】

1. 诊断和治疗急性或急性复发性上颌窦炎症。

2. 上颌窦病变组织活检。

【禁忌证】

1. 8岁以下的小儿、高血压病、急性上呼吸道炎症期患者。

2. 血液系统疾病患者。

【操作前准备】

1. 用物准备：鼻镜、额镜、上颌窦穿刺针、20ml注射器、带橡皮管的玻璃接头、弯盘、治疗碗、1%复方麻黄碱溶液、1%丁卡因溶液、棉签、棉片、0.9%氯化钠溶液、抗生素溶液和糖皮质激素溶液等。

2. 所有物品均严格消毒，操作人员严格进行无菌操作。

3. 向患者解释操作方法及过程，取得患者的配合。

【操作过程与护理配合】

患者取坐位，嘱其擤净鼻涕，先用1%复方麻黄碱溶液棉片收缩下鼻甲和中鼻道黏膜，再用浸有1%丁卡因溶液的棉签置入下鼻道鼻腔外侧壁麻醉黏膜5～10分钟。在鼻镜窥视下，将带针芯的上颌窦穿刺针尖端放入下鼻道内，在距下鼻甲前端1～1.5cm处穿刺，此处骨壁较薄，容易穿透。穿刺时，针尖朝向外上方，即同侧外眦外侧方向，一手固定患者的头部，另一手稍用力旋转，将针头穿过骨壁后刺入，刺入窦腔有一落空感时拔出针芯，接上带橡皮管的玻璃接头，另一端接注射器，回吸有空气或脓液流出，表示已进入上颌窦腔内，让患者头前倾，手托弯盘并放于颌下，张口呼吸，用0.9%氯化钠溶液缓慢冲洗，至流出的液体清亮无脓为止。冲洗完毕后，窦腔内注入抗生素溶液和糖皮质激素溶液，拔出穿刺针，用1%复方麻黄碱溶液棉片压迫穿刺部位以止血。

【操作后护理】

穿刺冲洗完毕，嘱患者在治疗室休息，观察有无出血情况，如果出血较多，用1%肾上腺素溶液止血。

【注意事项】

1. 详细记录脓液的量及性质。

2. 进针部位要准确，穿刺方向要正确，用力恰到好处，一旦有落空感即停止穿刺，防止误穿入面颊软组织或眼眶内。未确定穿刺针在窦腔内，不能注水冲洗。

3. 切忌向窦腔内注入空气而引起气栓，发生气栓时应立即让患者处于头低位或侧卧位，立即吸氧及进行其他急救措施。

4. 注入0.9%氯化钠溶液时，若有阻力或冲洗不畅应停止冲洗，调整针尖位置后再冲洗。仍有较大阻力者，应立即停止冲洗。

5. 冲洗时密切观察患者的眼球和面颊部，患者若感觉眶内胀痛应立即停止冲洗。

6. 穿刺过程中，如果患者出现晕厥等意外情况应立即停止冲洗，拔出穿刺针，放平患者，密切观察患者的生命体征，给予必要的处理。

实践11　鼻窦负压置换疗法

本法是用间歇吸引法抽出鼻窦内空气，在窦腔内形成负压，停止吸引时，在大气压的作用下，滴入鼻腔的药液可以经窦口流入窦腔，从而达到治疗的目的。

【目的】

熟练掌握鼻窦负压置换疗法的操作方法、注意事项；力争达到充分吸净窦腔分泌物和充分给药的目的。

【适应证】

慢性化脓性全组鼻窦炎。

【禁忌证】

1. 急性鼻炎、鼻窦炎、鼻前庭炎、鼻前庭疖、鼻息肉、鼻出血、鼻部手术伤口未愈者。

2. 有出血倾向及高血压患者。

【操作前准备】

1. 用物准备：负压吸引器，带橡皮管的橄榄头，滴管，1%复方麻黄碱溶液，含麻黄碱、抗生素和糖皮质激素的溶液等。

2. 教会患者发“开”音，向患者解释操作方法及过程，取得患者的配合。

【操作过程与护理配合】

先用1%复方麻黄碱溶液收缩鼻腔黏膜，使鼻窦黏膜充分收缩，窦口开放，擤净鼻涕，患者仰卧位，肩下垫小枕，头下垂，使颏部与外耳道口连线与地面垂直。向患侧鼻腔滴入治疗混合液2～3ml，将连有负压吸引器的橄榄头塞入滴药侧鼻腔内，封闭对侧鼻孔，嘱患者连续发“开”音，使软腭上抬以关闭鼻咽腔，同时启动负压吸引器，间断吸引1～2秒后停止，使鼻腔、鼻窦内形成短暂负压，利于窦腔内脓液排出和药液进入。以上操作连续做6～8次，以达到充分置换的目的，每日或隔日治疗1次。

【操作后护理】

嘱患者休息几分钟后起床，吐出口内、鼻腔内的药液及分泌物，15分钟内不要用力擤鼻。

【注意事项】

1. 每次负压吸引的时间不宜过长，压力不宜过大（控制在24Pa以内），以免负压过大而引起鼻出血。

2. 严格掌握操作的适应证和禁忌证。

实践12　咽喉涂药及喷药法

指直接将药粉或药水涂抹或喷于咽喉部，以治疗疾病的一种方法。

【目的】

掌握咽喉涂药及喷药的操作方法，了解操作的注意事项。

【适应证】

急慢性咽炎、咽部溃疡、咽部损伤等。

【操作前准备】

1. 用物准备：额镜，大头灯，压舌板，卷棉子，喷粉器，治疗用药（20%硝酸银、2%碘甘油、冰硼散等）。

2. 评估患者对疾病的认知能力和配合程度。

3. 向患者解释此项操作的目的和要求，取得患者的配合。

【操作过程与护理配合】

1. 患者取坐位，头稍前倾，张开口发“啊”音。

2. 压舌板轻压舌前2/3，充分暴露患者的咽喉部位。

3. 用卷棉子蘸药液直接涂布在病变部位，或用喷粉器将药液直接喷于病变部位。

【操作后护理】

嘱患者休息几分钟，观察有无不良反应。

【注意事项】

1. 压舌板压迫时不宜太靠后，以免引起咽反射（恶心反射）。

2. 涂药时，卷棉子上的棉花要卷紧，以免脱落。

3. 所蘸药液不能过多、过湿，以免流入咽喉部而引起呛咳。

4. 涂药后嘱患者暂时不能吞咽、不能咳出，以免影响疗效。

5. 需要长期或反复用药者，教会患者及其家属正确涂药法，患者可以自行用药。

实践13　超声雾化吸入法

本法利用超声波声能，将药液变成细微的气雾，随着吸气而进入患者的呼吸道，从而达到治疗疾病的目的。

【目的】

掌握雾化吸入的操作方法，了解操作过程及注意事项。

【适应证】

急慢性咽炎、急慢性喉炎、下呼吸道疾病等。

【禁忌证】

自发性气胸、肺大泡患者。

【操作前准备】

1. 用物准备：超声雾化器，注射器，0.9%生理盐水，治疗用药（抗生素、糖皮质激素、复方安息香酊等）。

2. 向患者解释操作方法、操作过程、注意事项。

【操作过程与护理配合】

1. 患者取坐位，将治疗用药加入超声雾化器内，将雾化器喷嘴放入患者口中，嘱患者做深呼吸。

2. 治疗时间为每次20～30分钟，每天1次，7天为1疗程。

【操作后护理】

治疗完成后，清洗超声雾化器并及时消毒；嘱患者休息几分钟后再外出，以免受凉。

【注意事项】

1. 超声雾化器水槽内保持有足够的生理盐水。

2. 气管切开术后患者雾化治疗时，气体要从气管套管口吸入。

3. 雾化吸入后，根据患者的病情需要，轻拍患者背部，以协助痰液排出。

实践14　外耳道清洁法

本法可清洁外耳道内的分泌物、脓液、异物及耵聍，为耳部检查及治疗做准备，特别是鼓膜检查。

【操作前准备】

卷棉子、额镜、耳镜、耳镊、耵聍钩、3%过氧化氢溶液、消毒剂、消毒棉签等。

【操作过程与护理配合】

1. 患者取坐位，向其解释操作的目的和方法，取得患者的配合。
2. 患耳朝向操作者，左手牵拉耳郭，使外耳道变直。
3. 整块耵聍用耳镊或耵聍钩轻轻取出，耵聍碎屑用卷棉子清除。
4. 外耳道内的分泌物先用蘸有3%过氧化氢溶液的小棉签清洗，而后用干棉签拭净。

【注意事项】

整个操作应在明视下进行，动作应轻柔，不可损伤外耳道皮肤和鼓膜。对不合作的儿童，应由家长或护士协助。

实践15　外耳道冲洗法

本法可清除外耳道内的分泌物、异物及耵聍。

【操作前准备】

洗耳球或注射器、弯盘、治疗碗、温生理盐水、卷棉子等。

【操作过程与护理配合】

1. 患者侧坐位，患耳朝向操作者，手托弯盘并紧贴于耳下颈部皮肤。
2. 操作者左手向后上方轻拉耳郭，右手持洗耳球或注射器，朝向外耳道后上壁缓慢注入温生理盐水，借水的回流将耵聍或异物冲出，而后用卷棉子擦干外耳道。

【注意事项】

冲洗液的温度应与体温接近，以免刺激内耳而引起眩晕、恶心和呕吐。冲洗时应缓慢，用力不宜太大，冲洗方向勿对着耵聍或异物，也勿直对鼓膜。急性化脓性中耳炎及鼓膜穿孔者禁忌冲洗。

实践16　外耳道滴药法

本法可软化耵聍，用于外耳道炎、中耳炎的局部用药。

【操作前准备】

3%过氧化氢溶液、滴耳液、滴管、消毒干棉球。

【操作过程与护理配合】

1. 患者取侧坐位，清洁外耳道。

2. 头偏向健侧，患耳向上，操作者向后上方牵拉耳郭，将药液滴入外耳道后壁3～5滴，轻压耳屏数下，并保持原位3～5分钟。

【注意事项】

药液的温度应与体温相近，以免刺激内耳而出现眩晕、恶心、呕吐等不适感。药瓶嘴、滴管口不能接触耳部，以免发生污染。

实践17　鼓膜穿刺法

本法可诊断和治疗中耳鼓室积液或向鼓室内给药。

【操作前准备】

75%乙醇、2%丁卡因溶液、耳镜、额镜、斜面较短的7号针头、2ml注射器、无菌棉签、无菌棉球等。

【操作过程与护理配合】

1. 患者取侧坐位，患耳朝向操作者。
2. 用无菌棉签蘸75%乙醇清洁、消毒耳周及外耳道皮肤。
3. 用2%丁卡因行鼓膜表面麻醉。
4. 左手固定耳镜，右手持穿刺针自鼓膜前下部刺入鼓室，有落空感后停止进入。
5. 固定穿刺针，回吸，抽吸中耳腔积液或注入治疗药物。
6. 退针后，用无菌棉球塞住外耳道口。

【注意事项】

严格进行无菌操作，避免中耳继发感染。鼓膜穿刺部位要准确，不宜刺入太深，以免损伤内耳。刺入鼓室后注意固定针头，以防抽液时针头脱出。抽吸宜缓慢，不可用力过猛，以免引发耳痛、眩晕。术后防止污水进入外耳道。

三、口腔科护理实践指导

实践18　口腔四手操作法

本法可提高牙科治疗的工作效率和医疗质量，减少医生心理和生理上的疲劳，同时减少患者的紧张感，增加其就诊舒适感，防止交叉污染现象，从而更好地发挥医护人员诊疗、护理技术水平和积极性。

【操作前准备】

1. **电动可调牙科综合治疗台**　包括供患者治疗使用的牙椅、可调手术灯、牙科手机、三用喷枪、吸唾器、强力吸引器、可移动的综合治疗台。随着口腔医学与牙科器械的发展，新型牙科综合治疗台还配有口腔内窥镜系统等高科技设备。

2. **医生用椅**　配有方向轮，可以自由转动、滑动，底座稳定性好，可随意调节座椅的高度，坐垫柔软，有适当的坐深。舒适的座椅是保持医生正常操作姿势与体位的重要保证。

3. 护士用椅　与医生用椅基本相同，可调节座椅高低、底盘滑动，在腰间有一扶手，脚下有一宽大稳定的脚踏底盘，为护士提供舒适的体位，以便于操作。

4. 活动器械柜　可放置单次治疗中所需的器械和材料，顶部为可滑动的工作台，下面是柜体，柜内放置治疗必备的各种小器械、药物和材料等。底部为滑轮，可以移动器械柜。

5. 固定柜　用来储存不常用的器械，表面可用作写字台。

6. 洗手池或洗涤槽　是口腔治疗中预防医院感染不可缺少的设备，最好具备可用膝、脚或腕控制的开关，可以减少洗手后的再污染。

7. 吸引器　是四手操作必备的设备，为了保持手术视野的清晰，及时吸净口腔内的水雾、碎屑及液体，可避免患者的咽部刺激，利于手术的进行，提高工作效率。

8. 可调手术灯　光照强度可调控，弱光 1900lx（勒克斯），强光 2900lx，灯光聚向口腔，可水平向及垂直向调节，具有足够长及稳固的支撑臂。

【位置关系】

四手操作技术中，应注意医生、护士与患者的位置关系。在实施四手操作时，医生、护士应有其各自互不干扰的工作区域，以保证通畅的工作线路和密切的相互配合。如果将医生、护士、患者的位置关系假想成一个钟面，将仰卧位的患者周围分为四个时钟区，如下图所示。

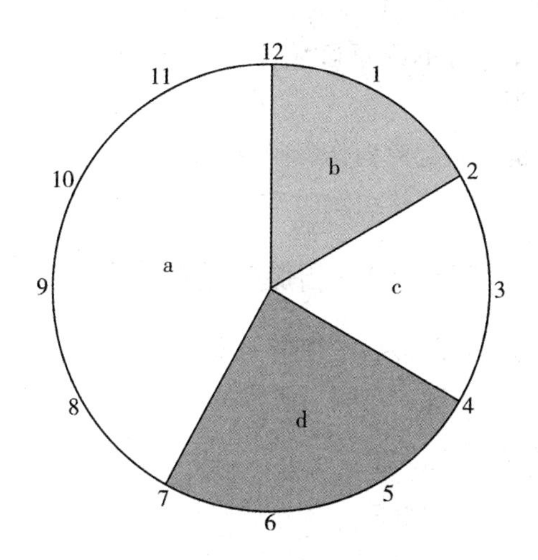

四手操作时钟分区位置关系

1. 医生工作区　位于 7～12 点，医生通常在 11 点操作。故此区不能安置柜子、软管等物品，以免术者改变位置时影响工作。此区也是患者到达和离开椅位的通道。

2. 静止区　位于 12～2 点，此区放置治疗车或活动柜等。

3. 护士工作区　位于 2～4 点，护士通常在 3 点操作。故此区不能安置物品，这样护士既可接近传递区，又可通往安放治疗车的静止区。

4. 传递区　位于4～7点，在这一扇形区域内，靠近患者口腔的空间是医生和护士传递材料和器械的地方。远离患者面部的空间，通常用来安放牙科治疗盘和各种牙钻等设备。

【操作过程与护理配合】

1. 热情接待患者，对患者的病情进行初步评估后通知医生。

2. 引导患者就座，协助患者采取舒适体位，为患者佩戴治疗巾。在治疗椅手柄等相应位置贴上保护膜，为患者准备漱口杯，同时根据评估情况，迅速备齐所需的器械材料，必要时准备好X片。

3. 在医生与患者沟通结束后，根据患者的病情调节椅位、灯光。

4. 在治疗过程中，积极配合医生诊疗，按口腔护理的操作流程给予吸唾、牵拉口角、传递器械及黏结剂等。

5. 治疗结束后，协助患者离开治疗椅，整理仪表，对患者进行疾病的健康教育，同时预约复诊时间。

6. 整理用物，清洁操作台面。

【注意事项】

1. 器械交换时应离患者上方有一定的距离，尤其对锐器要格外注意，防止损伤患者。

2. 交换动作一般用于单根器械或轻巧的器械，对较大的器械或需双手传递的器械，则不能用交换的方法，如拔牙钳、银汞合金输送器等。

3. 吸引器应放入治疗部位的附近区域，以保证吸引的有效性。并注意吸引器放置的位置，不能影响医师的操作。

4. 吸引头勿紧贴黏膜，以避免损伤黏膜和封闭管口。

5. 操作时应动作轻柔，牵拉软组织时患者无不适感。

实践19　口腔护理吸引技术

吸引器的广泛应用是为了保持手术视野的清晰，同时，及时吸净口腔内的液体、水雾及碎屑，避免患者的咽部刺激，有利于手术的进行。

【操作过程与护理配合】

吸引器通过吸引头将口内的液体、水雾及碎屑等引出口腔。针对不同的物质，吸引的方式也有所不同。液体向低处积聚，吸引头需位于液面下进行吸引；水雾弥散于口腔，吸引头可位于口腔内任意位置；碎屑比重较大，常贴在黏膜表面上，吸引头需靠近其才可吸走。口腔护士在进行临床操作时，要根据不同的需要灵活运用吸引器。根据临床实际经验，吸引器在口内有两个基本位置较为常用。

1. 磨牙后区位　在患者处于平卧位时，磨牙后区相对位于口腔的低位，液体容易积聚于此部位。当医生在患者口腔内进行冲洗、使用高速手机或洁牙机头时，会产生大量的液体。此时，四手操作护士应及时将吸引器头插入磨牙后区液面以下位置，及时吸走液体。

2. 作业点位　作业点是指医生在口腔内的操作位置。作业点位是指位于作业点附近的位置。在作业点位吸引时，一定要注意不能影响口腔医生的操作，常用的作业点位包括以下几个方面：

（1）右侧下颌磨牙区治疗时吸引头位置　吸引头朝向患者右颊侧，前端伸向右侧磨牙舌侧空间附近，吸嘴弯曲部与口角接触。

（2）右侧上颌磨牙区治疗时吸引头位置　吸引头朝向患者右颊侧，吸引器前端伸向右侧磨牙上颌结节处，吸嘴弯曲部与口角接触。

（3）左侧上颌磨牙区治疗时吸引头位置　吸引头切口朝向患者左颊侧，吸引器前端伸向左侧磨牙颊侧与黏膜间、上颌结节附近，吸嘴弯曲部与口角接触。

（4）左侧下颌磨牙区治疗时吸引头位置　吸引头切口朝向患者左颊侧，吸引器前端沿龈颊部滑动，吸嘴弯曲部与口角接触。

（5）上颌前牙区治疗时吸引头位置　吸引头方向朝向上颌正中，吸引头部分与患者切端正中接触，并牵开上唇。

（6）下颌前牙区治疗时吸引头位置　吸引头方向朝向下颌正中，吸引头部分与患者切端正中接触。

【注意事项】

1. 及时吸引　口腔护士应配合口腔医生的操作，在医生进行治疗时，护士应及时吸去患者口腔内的液体、碎屑及水，时刻保持诊疗部位的清晰，必要时可配合三用枪同时使用。

2. 不干扰医生工作　吸引器的放置位置不能干扰口腔医生的操作。因此，口腔护士应掌握口腔内不同部位治疗时吸引器的放置位置和操作要领。一般情况下，吸引器应放在治疗部位附近区域内，以确保及时吸走液体，保持口腔内的操作空间。

3. 尽量减少患者的不适感　口腔护士操作时动作宜轻柔，不能增加患者的不适感。吸引器应避免放入患者口内的敏感区域，如软腭、咽部等，以免引起患者恶心。

4. 注意吸引头口的位置　因吸引头口处有负压，吸引头口不能紧贴黏膜，以免损伤患者黏膜和使管口封闭。

实践20　口腔常用材料调制法

（一）银汞合金调拌技术

用于磨牙永久性充填的修复。

【操作前准备】

橡皮布或涤布条、银汞合金胶囊、银汞调拌机。

【操作过程与护理配合】

1. 取银汞合金胶囊，敲击挤破其中的粉液中隔。

2. 将胶囊放入银汞调拌机的固位卡中，开动机器振荡10～20秒。

3. 取下并拧开胶囊，将其中调制好的银汞合金倒至橡皮布上即可使用。

【注意事项】

1. 避免与银汞合金特别是汞直接接触，如接触后，接触部位要用肥皂和水洗净。

2. 多余的汞应收集于密闭器皿中，以防蒸发。

（二）氧化锌丁香油调拌技术

用于深龋洞的第一层垫底、窝洞的暂封、牙槽外科或牙周手术后的塞治剂、黏固修复体及冠桥等。

【操作前准备】

调拌刀、玻璃板、取粉勺、氧化锌粉、丁香油、酒精棉球、无菌持物钳及容器。

【操作过程与护理配合】

1. 取适量氧化锌粉及丁香油分别置于玻璃板上，通常粉液比为4∶1～6∶1。

2. 分份逐次将粉加入丁香油液内，顺时针方向研磨，直至调出一定稠度的糊剂，从而完成调和。

3. 黏固粉的调制时间为第一份10秒内完成，第二份15秒内完成，整个调制过程在1分钟内完成。

【注意事项】

1. 调制氧化锌丁香油时，每次加入的粉量不宜过多，调制均匀后才可再加粉继续调拌，否则调制出的材料粗糙而无黏性。调制垫底用的氧化锌丁香油黏固粉不能调制过稀，否则会粘黏器械、洞壁，无法按要求进行操作。

2. 垫底时，取材料要适量，以免修整费时过多。

（三）氢氧化钙调拌技术

用于直接或间接盖髓、根尖诱导成形术。

【操作前准备】

调拌刀、玻璃板、取粉勺、氢氧化钙粉和液、酒精棉球、无菌持物钳及容器。

【操作过程与护理配合】

1. 按1∶1的比例取适量氢氧化钙粉和液至于调拌纸上。

2. 用旋转折叠法在10秒内充分混匀，迅速递给医生使用。

【注意事项】

临用时调制，避免在空气中久置，因遇空气中的二氧化碳可生成碳酸钙而失去作用。

（四）磷酸锌水门汀调拌技术

用于中龋洞形的直接垫底、深龋洞形的第二层垫底、暂时性充填、黏接修复体（如正畸附件的黏接)，以及冠、桥等。

【操作前准备】

调拌刀、玻璃板、取粉勺、磷酸锌水门汀粉和液、酒精棉球、无菌持物钳及容器。

【操作过程与护理配合】

1. 根据需要取适量磷酸锌水门汀粉和液置于玻璃调板上。

2. 将磷酸锌黏固粉按“二分之一三三法”分三份，先取1/2的黏固粉加入液中，按顺时针方向调拌，剩余粉分两次少量逐步加入研磨，直至达到充填和黏接所需要的黏稠度。

3. 黏固粉的调制时间分别为第一份10秒内完成，第二份15秒内完成，整个调制过程应在1分钟之内完成。

【注意事项】

调制时，每次加入的粉量不能过多，调制均匀后才可再加粉继续调拌，否则调出的材料粗糙无黏性。调垫底用的磷酸锌水门汀必须新鲜调制，即刻使用而且不能调制过稀，调制成面团状，表面光滑，否则粘黏器械、洞壁，无法按要求操作。调制黏接的磷酸锌水门汀应调制成拉丝状。

（五）玻璃离子水门汀调拌技术

用于牙体缺损的修复；窝洞封闭；黏接修复体、正畸附件及固位桩、钉；衬洞和垫底等。

【操作前准备】

塑料调刀、玻璃板或涂塑调拌纸、取粉勺、玻璃离子水门汀粉和液、酒精棉球、无菌持物钳及容器。

【操作过程与护理配合】

1. 根据需要取适量玻璃离子水门汀粉和液置于玻璃调板或调拌纸上。

2. 将玻璃离子黏固粉按“二分之一三三法”分三份，先取1/2的黏固粉加入液中，按顺时针方向调拌，剩余粉分两次少量逐步加入研磨，直至达到充填和黏接所需要的黏稠度。

3. 黏固粉的调制时间分别为第一份10秒内完成，第二份15秒内完成，整个调制过程应在1分钟之内完成。

【注意事项】

1. 玻璃离子水门汀材料的调制须用塑料调刀，以免材料变色。

2. 充填用的玻璃离子水门汀不能呈稀糊状，否则硬固后材料的强度降低，且溶解度增大。

实践21　器械的传递与交换

指医生在整个治疗过程中不离开座椅，保持正确的坐姿，所有治疗当中需要的器械均由护士传递给医生，一个器械使用完毕，需要用下一个器械时，医生和护士之间进行器械交换。

【目的】

熟练掌握不同器械的正确传递方法和交换方法。

【操作前准备】

电动牙科综合治疗台、医生护士用椅、各类口腔治疗器械、一次性手套等。

【操作过程与护理配合】

1. 通过多媒体演示、教师示教的方法，使学生对器械的握持、传递与交换有一定的认识。

2. 学生每组 3 人，分别为患者、操作者、护理者，轮换实践。

3. 安排患者就座，调整椅位及光源。

4. 镊子的传递。当镊子夹持物品时，护士左手握住镊子的工作末端，并稍用力，以免夹持物松脱。镊子与患者口角平行，将柄部置于医生手中。镊子使用完后，护士以左手拇指和食指握持镊子后柄部，接过已用过的镊子。

5. 双手器械交换法。①护士以右手拇指和食指握持器械工作端，将器械非工作端递给医生。②护士右手递过新器械的工作端，左手准备接过医生已使用过的器械。③护士左手拇指和食指接过医生已使用过的器械的非工作端。

6. 拔牙钳的传递。将消毒过的牙钳置于无菌消毒巾内，打开消毒袋，护士右手在消毒袋外握住牙钳头，露出牙钳手柄。医生右手以握掌式握持牙钳，感觉医生已握紧牙钳，护士才可松手，拿走消毒巾。

【注意事项】

严格进行无菌操作，避免器械传递、交换时污染器械，分清楚器械的工作端及非工作端。掌握不同器械的握持、传递方法。

实践 22　口腔器械清洗消毒法

指根据口腔诊疗器械的危险程度及材质特点，选择适宜的消毒或者灭菌方法，并遵循“一人一用一消毒或者灭菌”的原则。

【目的】

熟练掌握不同器械的清洗和消毒，以及器械的维护和保养。

【操作前准备】

一次性口腔盒、注射器、拔牙钳、黏固粉充填器、托盘、高速或低速手机等。

【操作过程与护理配合】

1. 通过多媒体演示、教师示教的方法，使学生对器械清洗消毒有一定的认识。

2. 治疗后的器械，需要依据是否废弃、水洗、灭菌和消毒方法分别进行处理。

3. 对于一次性使用的口腔盒器械、注射器等，按规定通常采用集中医院销毁。

4. 患者使用后的治疗椅和治疗台，可以使用含消毒剂的纱布涂拭或消毒剂喷射，进行物体表面的灭菌。

5. 治疗器械的清洗和消毒。临床治疗器械（如拔牙钳、黏固粉充填器、托盘）操作后常常附着不少污物、血迹等，必须及时清理，然后按照物品性质，分别进行不同形式的灭菌处理。

6. 器械每天的保养。治疗结束后，对使用过的高速或低速手机前部应及时清洗，手机表面可以用2%的戊二醛擦拭和紫外线照射消毒。使用高压蒸汽灭菌法对手机进行消毒，常用温度为121℃。使用专用手机润滑剂清洗和润滑手机内部。

【注意事项】

治疗器械按照器械性质进行不同的分类清洗、消毒。在清洗过程中避免被锐器刺伤。